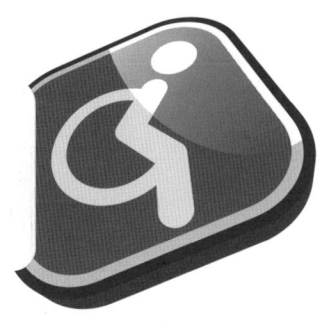
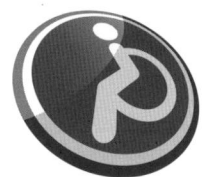

集団リハビリテーションの実際

こころとからだへのアプローチ

大田仁史 編

三輪書店

執筆者一覧

大田仁史……………………………………茨城県立医療大学、医師
澤　俊二………………………藤田保健衛生大学、作業療法士
山川百合子…………………………………茨城県立医療大学、医師
村上重紀………………尾道市公立みつぎ総合病院、作業療法士
笹島京美………会田記念リハビリテーション病院、臨床心理士
森山志郎………………………………片マヒ自立研究会、当事者

序文

　リハビリテーション（医療・介護）の対象を回復期も維持期も「主として身体」としたと厚生労働省は決めつけてしまいましたが、当事者からみればこんな乱暴な話はありません。体だけを病院に預けることなど不可能ですし、回復期であれ、維持期であれ心が動かなければ体は動きません。脳卒中者の話を聞くと多くの人は自死を考えると言います。あの免疫学者の多田富雄先生も意識が覚め、自分の体が動かず言葉が出ないことを知ったときは自殺のことばかり思い、その手段を考え抜いた、と述べておられます。そのような暗黒の闇の中で喘ぎ苦しみ、やっと一条の光を見い出したのは理学療法でも作業療法でも言語聴覚療法でもなく、家族との強い絆に気づき、生きなければならないという思いに至ったからです。その後のつらい訓練も、そして多くの著作を発表されたのも、動いた心がなさせたことです。

　リハビリテーションほど本人の意思がその機能・能力を左右させる治療法はありません。放射線を当てて癌を退治する、抗生物質で菌を殺す、などと違い自分の意志で体を動かすことをなさなければ何の効果も期待できないでしょう。そのような治療を「主として身体」だけに絞り込んで、短い時間に獲得したわずかの能力などたかがしれています。むしろその後も引き続いて、当事者が身体の障害を克服する努力を続ける気持ちを持ってもらうことこそ第一に考えなければなりません。そのことに対してリハビリテーションが手を抜いていいはずはありません。百歩譲って経済の理由で「主として身体」にしか関わる余裕がないと認めるとしても、それは経済の理由であって、障害者のQOLを考えるリハビリテーションが「心」のことを無視してよい理由にはならないでしょう。

　身体に障害をおった人々の「心」へのアプローチはいろいろ工夫があると思います。筆者はその中で当事者の集まりは欠かすことができない手法だと思っています。ただその手法に関しては定まった運営法はなく工夫が必要ですし、その効果の検証も必要だと思います。しかし、それがいま存在しないから集団訓練が無用であると決めつけるわけにはいき

ません。それこそ心ある人たちの創意工夫で、効果的な手法を世に問うべきだと思います。

　幸い医療保険制度では失語症者などへの言語聴覚療法で集団訓練が認められましたが、それはあくまでもコミュニケーションの改善など言語聴覚療法の枠を出るものではないと思われます。ほんとうは、たとえば失語症者の言語機能が向上しようとしまいと、失語症者が集うことに大きな心理的意味があることを認めたものでなければなりません。そう考えると、身体障害をおった者同士が集うことの心理的意味も考慮の範疇に入ってくるのです。

　筆者は長年の脳卒中者の患者会とのかかわりや、失語症者の会とのかかわりから、身体に障害をおった人が立ち直るために、同病者とのふれあいが欠かせないと思ってきました。そして「集団訓練」をなんとかリハビリテーションの枠組みの中できちんと位置づけられないか考えてきました。そのような「集団訓練」に対する深い思い入れがあって、臨床を退いた後でも茨城県立医療大学付属病院で脳卒中後遺症者と月に一回ではあるものの、集まって体操を行っています。そのなかでいろいろのことを考え続けています。そして、いま持っている結論は、個別指導と集団訓練の併用がベストである、ということです。しかし残念ながら、個別指導については理解が得られても集団訓練に対する理解が乏しいことです。

　このたび三輪書店から「集団訓練」を正面から取り上げるある意味では挑戦的な本書を上梓することのお手伝いができました。共著者の先生方に感謝申し上げます。筆者自身、十分に監修をする力を持ち合わせていませんでしたが、これを機に「集団訓練」についての関心が高まり、充実した手法が世に問われるようになることを祈念するとともに、編集に努力くださった三輪書店の小林美智氏に深く感謝申し上げます。

平成22年9月
大田仁史

集団リハビリテーションの実際—こころとからだへのアプローチ

目次

序章

地域リハビリテーションと集団訓練 ……………大田仁史 2

- I. 体そこそこ、心うつうつ …………………………2
- II. 元気が出ない理由 …………………………3
- III. 社会的孤立と孤独感 …………………………4
- IV. 同病者と触れ合う意味（ピア・サポート）……………5
- V. 体を通して心に触れる、心が動けば体が動く ……………7
- VI. 「老人保健法の機能訓練事業」の果たしたこと ……………8
- VII. 心に関われない回復期リハビリテーション病棟の限界 …… 10
- VIII. 地域で暮らすということ ………………………… 12
- IX. 心が無視されている施策 ………………………… 14
- X. 心が動くには時間も必要 ………………………… 15

第1章

退院後の脳血管障害者の心身機能の推移とピア・サポートの場
老人保健法に基づく機能訓練事業の意義を活かす…澤 俊二 18

- I. はじめに ………………………… 18
- II. 脳血管障害者の心身機能追跡調査からみえてくるもの ……… 20
- III. リハビリテーションの定義 ………………………… 33

Ⅳ．元気を失っていく理由と二つの苦しみ ……………………… 34
　Ⅴ．ピア・サポートの場
　　　―老人保健法に基づく機能訓練事業の果たした役割 ……………… 35
　Ⅵ．集い合う場―心身機能のサポート体制を切れ目なくつくること …… 42

第2章

集団療法の適応・禁忌 ……………………………山川百合子　48

　Ⅰ．リハビリテーションにおける集団療法の意味 ……………… 48
　Ⅱ．リハビリテーションにおける集団療法の利点 ……………… 51
　　　―脳卒中後のうつ状態の観点から
　Ⅲ．集団療法の注意点 ……………………………………………… 56
　Ⅳ．最後に …………………………………………………………… 58

第3章　集団リハビリテーションの実践例

3章-1　病院、地域での集団リハビリテーション
　　　笑顔と元気を取り戻そう ………………………………村上重紀　62

　Ⅰ．はじめに ………………………………………………………… 62
　Ⅱ．病院で …………………………………………………………… 62
　Ⅲ．リハビリテーションセンター外来で ………………………… 66
　Ⅳ．通所リハビリ（デイケア）で ………………………………… 68
　Ⅴ．施設で …………………………………………………………… 71

 Ⅵ．「言語友の会」で·· 75
 Ⅶ．機能訓練事業で·· 77
 Ⅷ．「閉じこもり・こだわり症候群」からの脱出···················· 81
 Ⅸ．おわりに·· 85

3章-2　集団療法の応用の実際 ················ 笹島京美　87

 Ⅰ．はじめに·· 87
 Ⅱ．集団療法「四季の会」とは ·· 88
  内容の説明·· 89
 Ⅲ．事　　例·· 92
  1．事例1　他患から問題点を学び対人スキルも向上 ············ 92
  2．事例2　ピア・カウンセリングにより自己を受け入れる········ 95
  3．事例3　依存・焦燥感を脱し、退院後の具体的な生活を
       イメージできた·· 98
  4．事例4　不安・罪悪感を克服し、自尊心を取り戻す ········ 100
 Ⅳ．まとめ·· 102
  1．集団療法の効果と個別のリハビリテーション················ 102
  2．脳卒中後うつ（PSD）の予防として ···································· 104
  3．今後の課題と反省·· 107

3章-3　集団リハビリテーションの実際
集団リハビリテーションとの出会い········ 森山志郎　109

 Ⅰ．集団リハビリテーションとの出会い ································ 109
 Ⅱ．集団リハビリテーションへの参加···································· 111
  1．中途者リハビリテーション「ほのぼの会」の活動を通して········ 111

vii

  2. 現在の「ほのぼの会」について……………………………………… 116

Ⅲ. 自主グループ「泉睦会」での出会い……………………………… 117
  1. 参加の経緯……………………………………………………… 117
  2. 長原慶子さんとの出会い……………………………………… 118
  3. 大田仁史先生との出会い……………………………………… 119

Ⅳ. 自主グループ泉睦会での活動と片マヒ自立研究会…… 120
  泉睦会への思いと取り組み……………………………………… 120

Ⅴ. 最近の活動について……………………………………………… 125
  1. 片マヒ自立研究会の活動……………………………………… 125
  2. ゆうゆうクラブの活動………………………………………… 126

Ⅵ. 総　括……………………………………………………………… 128

付　録　ゆうゆうクラブ「いろはカルタ」………………………… 129

序章

地域リハビリテーションと集団訓練

地域リハビリテーションと集団訓練

茨城県立医療大学名誉教授, 医師　大田仁史

I. 体そこそこ、心うつうつ

　かねがね、リハビリテーション（以下、リハビリ）には個別訓練と集団訓練が欠かせないと考えてきた。どのステージであっても、個別訓練が重要であることはいうまでもない。ことに、急性期、回復期には個別対応が原則である。しかし、病院でいくら個別に対応してもらっても、障害を抱えたまま退院することが多い。退院した脳卒中者と長く関わってきたが、悲しいかな、多くの人は後遺症を残し、泣く泣く病院を出された人たちである。本当はもう少しよくなるまでと思っていたのだが、現行制度では無理であるとされ、退院させられたのである。そして、患者はいわゆる果てしない維持期に入る。

　本書の執筆者の一人である澤俊二氏のデータによれば、回復期病院（病棟）に入院した脳卒中者は、入院時に比べると退院時の身体機能（SIAS）やADL（FIM）は改善がみられるが、うつ状態（SDS）や自己記入式QOL質問票（QUIK）を調べると、一向に改善していない（第1章参照）。退院後のフォローでもそれは変わらない。筆者はかねがね、脳卒中退院者は「体そこそこ、心うつうつ」であると言ってきたが、まさにそれを裏づけるデータとなった。

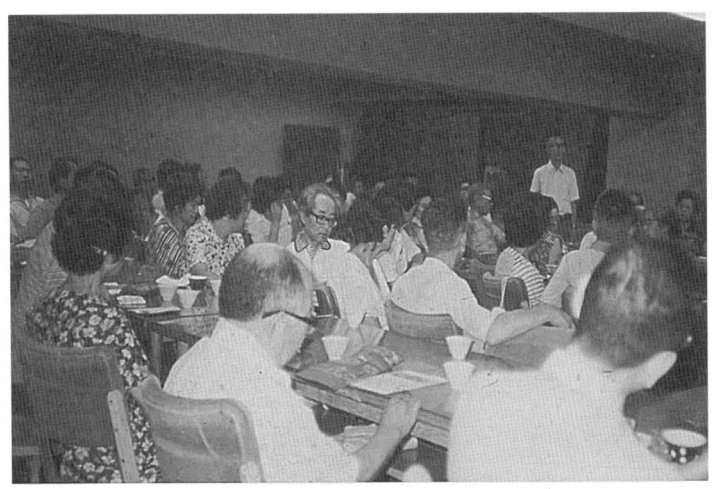

写真1　生き方を模索する、退院後の人たち

II. 元気が出ない理由

　筆者は、1967（昭和42）年〜1995（平成7）年まで、在宅で療養する脳卒中の後遺症のある人たちの会と関わってきた（**写真1**）。その会で学んだことは、この人たちが体のことで悩んでいるのはもちろんであるが、それ以上に、元気が出ないという心の課題であった。
　それを整理すると以下のようになる（大田仁史著：新・芯から支える―実践リハビリテーション心理．荘道社，2006）。
　①生活感覚の戸惑い
　②社会的孤立と孤独感
　③獲得された無力感
　④役割の変更と混乱
　⑤目標の変更ないしは喪失

⑥可能性がわからない
⑦障害の悪化や再発の不安

　これは、当事者の中から出てくる苦しみで「七つの心」としている。それぞれに大きな課題であるが、いずれにせよ、心にこのような難題を抱えていては元気が出ないのは無理もないということだ。
　ちなみに、心理学者の南雲直二氏は、「障害者は二つの苦しみに苦しむ」とし、一つは「他人に苦しめられる苦しみ」、もう一つを「自分の中から出てくる苦しみ」とした（南雲直二：社会受容―障害受容の本質．荘道社，2002）。筆者の「七つの心」は後者に当たる。

Ⅲ. 社会的孤立と孤独感

　「七つの心」の中で、もっとも恐ろしいのは社会的孤立と孤独感である。それは、当事者を自死に追いやる危険があるからである。
　この孤独の中身を考えると、ことに退院して間もない人は一番不安なこの時期に、身近に医療関係者がいない、生活について相談できる人がいない、同病者がいない、という三つの孤独と闘っているのである。この孤独と闘いながら、生活や人生を組み立て直していかなければならないのである。
　この人たちは、現在の不自由な自分と、過去の元気であった自分とだけを思い比べ、「元に戻りさえすれば……」と考えている。気持ちは常に過去に向いている。そのようなときに、元気な者が周りから「元気を出せ！」と励ましても、その言葉はこの人たちの心に届くことはない。かえって、「元気を出して飛び降りろ！」に近いニュアンスでしか受け取られないであろう。
　現実の自分の姿を直視し、未来へ向けての一歩が踏み出せない。暗い

孤独の闇の中にいるのである。

Ⅳ. 同病者と触れ合う意味（ピア・サポート）

　さて、このような人たちの気持ちを少しでも前向きにさせることができるのは何か。どのような対応がこの人たちの気持ちを前向きにさせられるか。維持期リハビリの一番の課題である。

　結論から言うと、同病者とのかかわりしか解決手段はない、と筆者は考えている。もちろん自分で元気になっていく人もいる。しかし、それは本当にわずかな人だと思う。ほとんどの人は孤独の淵にいて、元気を失っているのである。

　同病者と触れ合うことは、現在の不自由な自分が現在の不自由な他人と出会うことである。そこでは、まず単純に、世の中に同病の人が自分以外にも大勢いることを知って安心する。病院は病人が集まるところであるから同病者がいるのが当然で、同病者と触れ合っても「安心する」といった思いには至らない。病院は一般社会ではないからである。同じ疾病の人に出会えば、その人に関心を寄せ、その人と自分を見比べる心情が起こる。この他者と自分を比べる思いは大切で、自分より障害の重い人を見ればあのようになってはいけないとか、あのようになってしまうのかとか思う。また元気な人を見れば、自分もあのようになれるのかとか、あのようにはなれないとか、思いを巡らすのである。この、「あのように」までが大切なのである。それは、わずかであっても未来の自分の姿を心に描くからである（図1）。

　人と自分を比べるのは、本人は気づかないかもしれないが、少し離れたところから自分を見ている。すなわち、第三者的な目で自分を見るから比べられるのである。自分を客観視しているといってもいいだろう。人

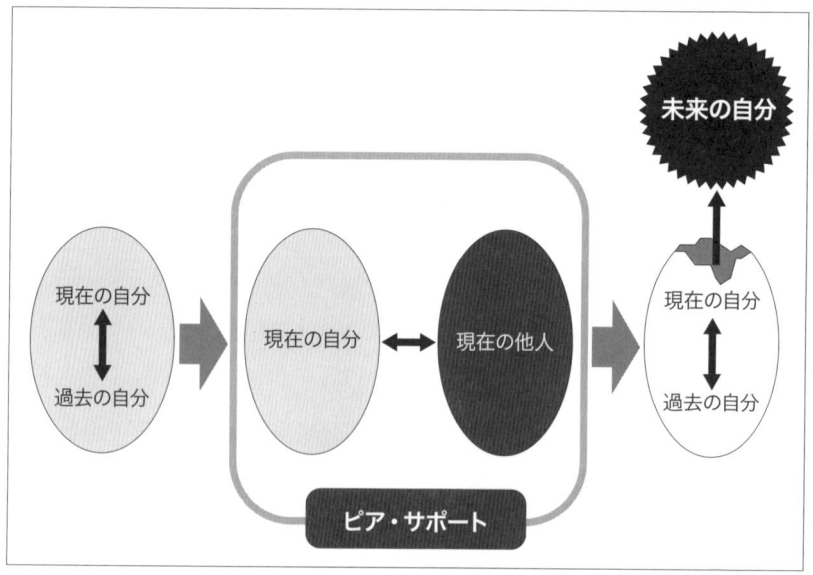

図1　孤独の殻を破る仲間の力

は自分を客観視できるようになれば、現実的な行動がとれるのである。小学校に入学した1年生の教室が成り立たないのは、自分を客観視できないからである。電車の中で、人目をはばからず化粧するのは、置かれた自分の立場を客観視できていない人の行為である。自分を客観視できるようになり、また少しでも将来のことを考えられるのは、過去にとらわれていた心の動きが解き放たれてきつつあるといえる。

「あの人を見てごらんなさい。あんなに一生懸命努力をしているではありませんか」などと、健常者が話しても心に届かない。周りは、時間がかかっても当事者が自然に変わるのを見守るしかない。とはいうものの、見守るのはいいが、ただ手をこまねいて見ているのは眺めているだけで何の役にも立たない。見守るとは、良い状況の中に当事者を置いて見守

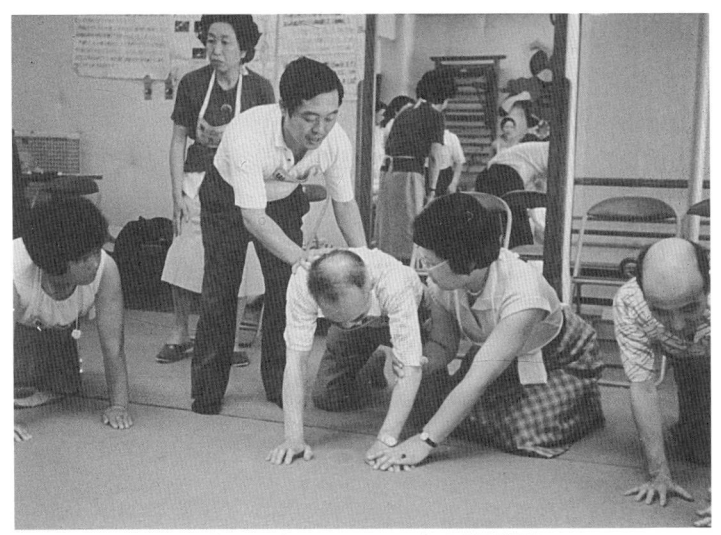

写真2 ボランティアによる集団訓練

ることである。その良い状況という場を意図的につくる必要がある。それが筆者の持論である。集団訓練の狙いはそこにある。

V. 体を通して心に触れる、心が動けば体が動く

このような観点から、1975（昭和50）年より、先の患者会の人たちを対象にして集団訓練を始めた（**写真2**）。同病の人たちと同じ運動や発声の練習をすることによって、他者と自分の違いを知ることができるし、そのことによって自分の状態を深く知ることもできる。他者が同じような症状に苦しんでいることもよくわかる。そして、仲間であることを深く認識するのである。一人ではないことが少しずつ腑に落ちていくのである。

ある障害者について、その症状を皆の前で説明することはとてもよいことである。素人にはわかりにくい共同運動や痙性、また他人には見えないしびれや痛みなどについて説明を加えると、モデルとして説明された人は、自分のつらさを大勢の人に知ってもらえたことに安心する。家族が同席していれば、家族に説明できなかったつらさを、専門家の口から皆の前で説明してもらえて満足する。
　「自分のことをわかってもらえた」という気持ちは、おおげさにいえば承認欲求が満たされたことにつながり、とても大切である。

VI.「老人保健法の機能訓練事業」の果たしたこと

　このような思いを込めた集団訓練は、1983（昭和58）年から市町村に義務づけられた機能訓練事業に取り入れられ、多くの市町村で個別の指導と集団訓練（**写真3、4**）を併用して行われるようになった。筆者自身も数多くの市町村の事業に参加し、いずれの市町村でも参加者が元気を取り戻している姿を目にしてきた。この事業は、市町村の枠を超え保健所単位、また全県大会にまで発展したところもあり、参加者が2,000人近くになった県もあった（**写真5**）。言語障害ことに失語症者についてもST（言語聴覚士）が中心になり、同様の活動が展開された。また失語症者の集いとして全国大会にまで発展した。
　しかし、老人保健法の機能訓練事業は、2000（平成12）年に介護保険が施行されたことにより、介護認定を受けた者を原則この事業の対象としない、という一行の文言で尻すぼみになり、2008（平成20）年の老人保健法の廃止と同時に市町村の任意事業となって壊滅した。

地域リハビリテーションと集団訓練

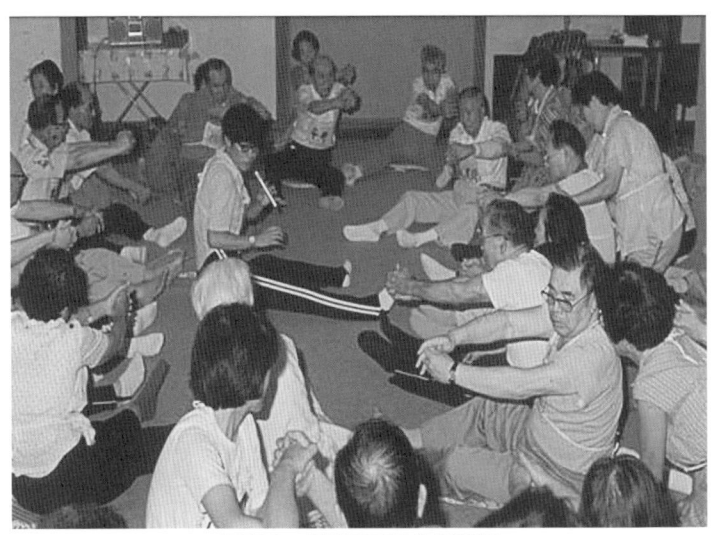
写真3　保健所での集団訓練

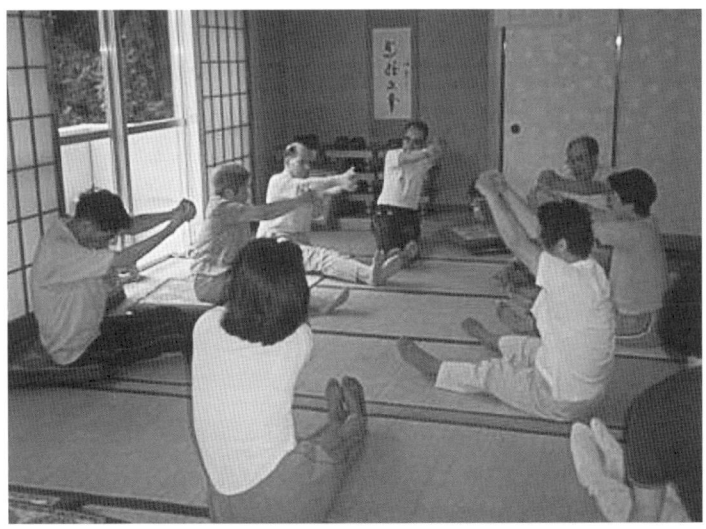
写真4　住区で地区担当の保健婦（師）が体操を指導している

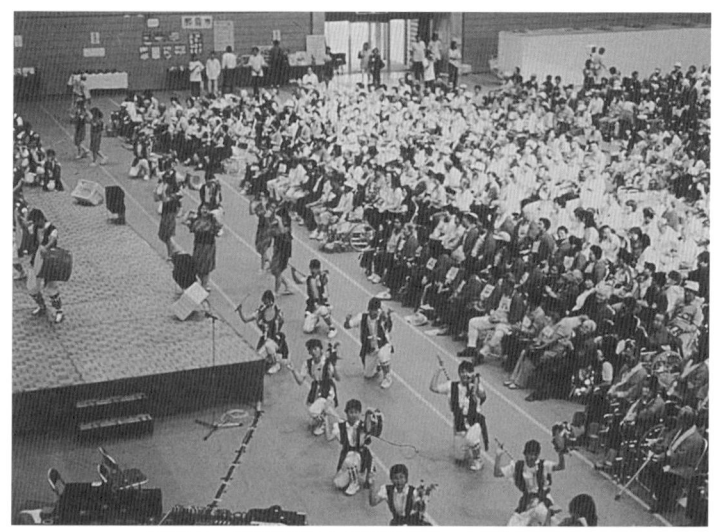
写真5　沖縄全県の市町村が集って行われた

Ⅶ. 心に関われない回復期リハビリテーション病棟の限界

　さて、一方、介護保険が始まった2000年に回復期リハビリテーション病棟（以下，回復期リハビリ病棟）が誕生した。回復期リハビリ病棟の出現はリハビリ医療界にとっては画期的であったが、それによる弊害もみないわけにはいかない。一つは、入院期間の設定や疾病別に施設基準が異なる、また回復期として認められる期間、例えば脳卒中では180日を過ぎれば維持期の患者とされることなどから生じる問題である。回復期までは医療保険で、それ以後は介護保険という枠組みができた。しかも、回復期リハビリ病棟では運動機能を中心にしたADLが重視されるため、場合によって患者は休みなしで訓練を受け、短期間で退院を迫られることになった。

たしかに集中して訓練をすれば、ADLはある程度の改善をみるであろうが、それまでは元気に過ごしていた者が、装具をつけて家の周りを散歩できる、衣服の着脱が自分でできる、トイレや入浴を自分でできる、片手でご飯が食べられる、といった基礎的なADLができるようになったからといって、以後、元気で暮らせるわけがない。元気に生活していたときの機能を100としたら、訓練によって得られた能力は0.0001％にも満たないであろう。しかし、そのような状態で、病院から歓呼の声で送り出されるのである。その後、どのような生活が待っているのか、その対処法はどうなのか、まったく指導がないまま果てのない暗闇の中に放り出される。
　病みてあれば　心も弱るらむ　さまざまの泣きたきことが胸に集まる
　と詠んだのは石川啄木である（『悲しき玩具』より）。啄木は結核で、思いどおりに動かぬ体、冷たい世間の風に身をさらしながら、自分の不運をこのように詠んだ。脳卒中者の心を忖度するとき、筆者はまずこの歌を思い出すのである。脳卒中者の心も同じではないかと。
　脳卒中の後遺症という重度の障害を負った人々が、その障害を抱えながらこれからの生活を組み立て直そうとするとき、自分の力だけでは困難と言わざるを得ない。もちろん家族の縁もしっかりしていてほしいのだが、それとてあやしい場合がある。仕事をしていた人は、職業縁はたちまちなくなる。友人縁も消えるだろう。それでは、地域の縁はあるか、といえばこれはもともとないに等しい。

Ⅷ. 地域で暮らすということ

　「地域生活」という言葉があり、血族縁、職域縁、友人縁、地域縁から成り立っているといわれる（図2）。上野千鶴子氏によれば、そのような地域はすでに存在せず、障害を負ったからといって、自分の住む地域周辺にそのような縁を求めても無理で、かつての「向こう三軒両隣」的な地域生活など結びようがない、という（上野千鶴子：地域を読みとる視点と力．(社)熊本県理学療法士協会編，大田仁史，他：リハビリが生活と出会うとき．pp44-81，雲母書房，2001）。となると、障害者はどのような力を借りて地域で暮らせばよいのだろうか。

　筆者は、血縁は基本であるが、プロの縁、仲間の縁、ボランティアの縁の四つが必要であると考えている（図3）。プロの縁のプロとはリハビリに関わる専門職であれば望ましいが、保健師や社会福祉士など保健福祉領域のプロでもよい。力のあるこれらの職種の人が身近にいればどれほど心強いか。病院に、個人的に「ぶら下がっている」のではなく、病院以外の場所で、このような人たちのネットワークで関わってもらうことが大切なのである。

　仲間の縁では、述べてきたように仲間と触れ合うことで、元気を取り戻してもらうのが狙いである。地域には同じ病院にかかっている人ばかりとは限らない。むしろ、関係のない病院を退院した人のほうが多いだろう。たとえ同じ病院の患者同士であっても時期がずれていることもある。したがって、地域で同病者を探すのはとても難しい。かつての機能訓練事業があったときは、同一市町村内の人はすべて保健師によって掌握される可能性があった。そして機能訓練事業で同一市町村に住む人は、同病者同士触れ合う機会があったのである。いまはそれがない。したがって、リハビリに特化したデイサービスなどを利用し、自分で仲間を探

地域リハビリテーションと集団訓練

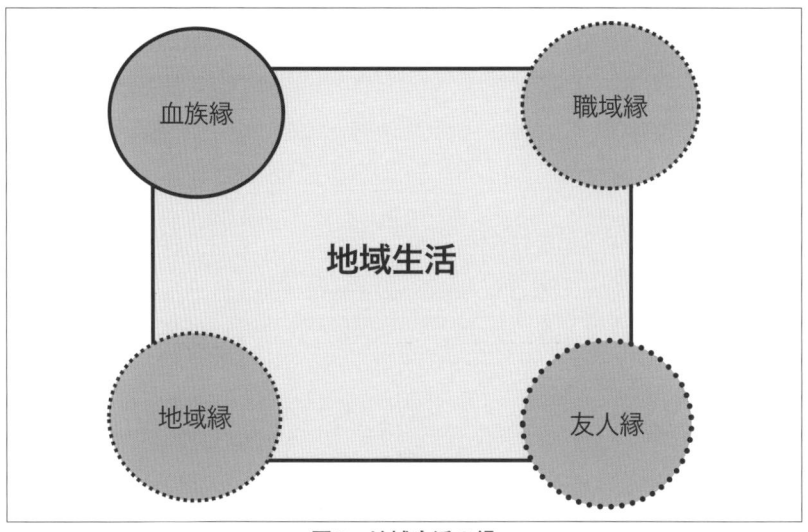

図2　地域生活の縁

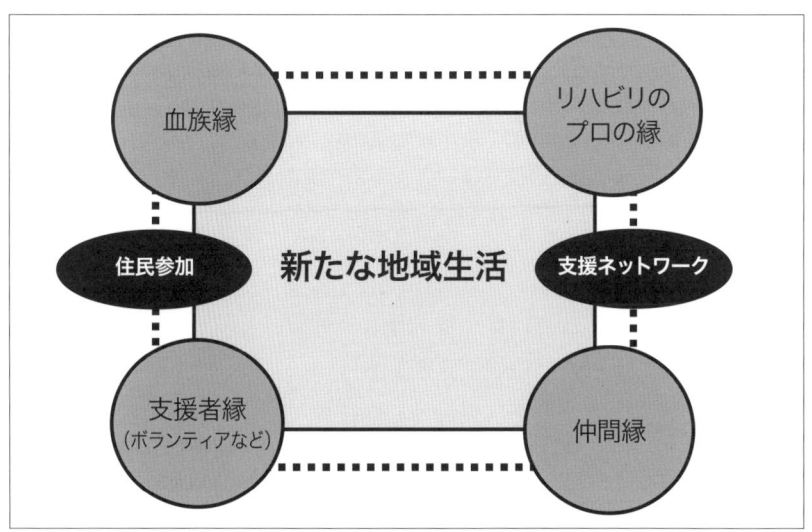

図3　障害者の地域生活の縁

さなければならない。そのことを支援してくれる人や施設があればよいのだが、そうでないと、病院と同じで、今度はデイケアやデイサービスの「ぶら下がり」から脱却できない。

　ボランティアの縁は重要である。なぜなら、健常者で意識が高く、社会とのつながりが強い人たちだからである。この人たちに連れられて、地域に足を踏み出せる可能性があるからだ。退院して日が浅い障害者が健常な社会に一人の力で突入していくのは無理がある。

　森山志郎氏は片マヒ自立研究会という会を主宰し、脳卒中者の復職の問題を議論し、行政にも積極的に参加する立場にまでなったが、森山氏がそのようになるまでには長くて暗い心のトンネルを通り抜けなければならなかった。そして、少しずつ元気を取り戻すきっかけは患者の会であり、いろいろの人の力を借りることを述べている（第3章参照）。

IX．心が無視されている施策

　厚生労働省のほうでは、急性期、回復期、維持期ともども、「主として身体の維持向上を図る」として、医療保険、介護保険の枠組みから、ことさら心の問題を排除している。

　病院の診療では厳しく制限を受けてはいるが、尾道市公立みつぎ総合病院の村上重紀氏は、必要なものは必要であるとして、入院中の患者に対して集団訓練を行っている。退院後も、通院リハや通所施設で同じように集団訓練を行っている（第3章参照）。

　茨城県立医療大学の笹島京美氏は、回復期リハビリ病棟に入院している患者を対象に、心理療法の手法を用いて支援し、退院前の集団訓練に効果があるとしている（第3章参照）。

　診療報酬制度や介護保険制度で認められていないサービスを誰がする

のか。それはしなくてもよいのか。必要性があってもなされないことのもどかしさを感じないわけにはいかないのである。

　筆者が恐れるのは、このようにリハビリ医療を制度の中にあることのみに封じ込めてしまうことである。障害を負っても人間らしい生活がなされるようにするQOLの向上が本来のリハビリの思想である。それが身体機能の向上だけ意図するものに矮小化されてしまっていないだろうか。

　人は制度の中だけに生きているのではない。制度は、社会の中で人がよりよく生きていくための道具にすぎない。それに縛られすぎるのはいかがなものかと思う。

X. 心が動くには時間も必要

　閉ざしがちな障害者の心を考えるとき、心理療法として直接的に心に迫ろうとする手法もあろうが、筆者の経験では、中途障害を受けた人たちの心は簡単には広がらない。それには、ある時間が必要である。その心が少しでも動く時期がきたとき、それに呼応するように外からの支援が必要である。支援する者はそのときがくるのを待たなければならない。それはただ手をこまねいているのではなく、望ましい環境の中に当事者を置くことである。望ましい環境とは、仲間との触れ合いの場に参加する、ということである。意図されたそのような場こそ集団訓練である。あたかも雛鳥が孵化するがごとく、親のぬくもりが仲間との触れ合いに相当し、その孵化の瞬間は、雛鳥が中から殻をつつき、親鳥がそれに応えて外からつつく。患者の思いが外に向いて動いたとき、すかさず仲間が手助けする。まさに啐啄同時である。

　障害を負った人たちはすべて自身の不自由な体に対する関心が高い。人が何をしているのかにも関心がある。したがって、まず、体・障害に関

わることが望ましいと筆者は考えている。そのような考えに基づいて、長年、脳卒中者と集団体操を行ってきた。現在も行っている。

　まひの程度により、体操によってはできる人できない人がでる。しかしそれは、個々人にとっては自身の障害を他者のそれと比べて理解できる機会になる。いくつかの体操を行う中で、当事者自らが学んでいく。同じことをしても、当事者によって学んでいくことは異なる。当然であるし、それこそが学びである。他者の存在を知り、集団をつくる一員であることを認識するようにもなる。それは、ささやかであっても役割感をくすぐる。多くの先輩の話から自分の関心ごとを発見することもあろう。いずれにせよ、一人で家にこもった状態では起こり得ない心の動きである。このようなことから、筆者は「体を通して心に触れる、心が動けば体が動く」という言葉を折に触れ使わせてもらっている。

◇**参考文献**
1) 大田仁史：新・芯から支える―実践リハビリテーション心理．荘道社，2006
2) 南雲直二：社会受容―障害受容の本質．荘道社，2002
3) 上野千鶴子：地域を読みとる視点と力．㈳熊本県理学療法士協会（編），大田仁史，上野千鶴子，辻本育子，他：リハビリが生活と出会うとき．pp44-81，雲母書房，2001

第1章

退院後の脳血管障害者の心身機能の推移とピア・サポートの場
老人保健法に基づく機能訓練事業の意義を活かす

退院後の脳血管障害者の心身機能の推移とピア・サポートの場
老人保健法に基づく機能訓練事業の意義を活かす

藤田保健衛生大学医療科学部
リハビリテーション学科教授, 作業療法士　　澤　俊二

I. はじめに

　一瞬にして起こる脳血管障害。介護を受ける第一の疾患である。残る障害は多種多様だが、選ぶ権利はない。言葉を失う人もいる。運動まひや高次脳機能障害もある。歩く姿は決して格好のよいものではない。職を失い、家庭での居場所も不安定になる。人が来なくなり、自らの存在は稀薄となり、孤独感・孤立感にさいなまされる。そしてその結果、自身が存在することの是非を問う[1]。

　2008年、サブプライムローンに端を発した世界同時不況の前、失われた10年、バブル経済がはじけとび、日本経済が未曾有の不況に陥ったのは1993～2005年のことであった。長い就職氷河期があり、その間に就職ができず、フリーターなどにならざるを得なかった世代をロストゼネレーション（失われた世代；25～35歳）と呼ぶそうである。いまよりもさらに過酷な時代であり、失業率は常に6％を超え、国民は少子高齢化の中で先が見えない不安にさいなまされていた。経済、なかんずく失業は、その人のQOL（生活の質）を著しく低下させた。この一時代のロストゼネレーションに比べて、障害を負って生きる人々は、障害を負ったがために、自分の中から出てくる苦しみと同時に、さらに過酷な政治・経済・社会状況・住民意識などにさらされ、さまざまな他人および社会からの苦しみをどの時代でも受けている。まさに、ロスト・ライフ（失われた人生）の中を自立・自律を夢見て、前を向き、後ろを向き、左右を見、天を仰ぎ、地に伏して生きることになる。そのような人生ゆえに、

QOLの高低の振幅は大きいものと推察される[2]。

　そのような人たちが、自らの足で再度歩もうと思うときが来る。再生である[3]。それは、長谷川幸介氏[4]が述べる血族縁の家族、友人縁の友人、職域縁の職場の同僚、そして、地域縁の近所の人たちの見守りと励まし、そして、なによりも同じ病を得、障害を負った人たちの相互交流（ピア・サポート）である[5]。つまり仲間縁である。

　しかしながら、2006年4月の診療報酬改定によりリハビリテーション医療から、同じ病を得、障害を負った人たちの交流の場（ピア・サポート）としても機能をしていた「集団療法」が削除された。すなわち、1974年から30年以上にわたって失語症の方々の社会性を帯びたコミュニケーション治療の手段として、作業療法の疾患別の相互学習によるIADL再獲得の場として、理学療法の励まし合っての運動学習の場として広く活用されてきた仕組みがなくなったのである。リハビリテーション（以下、リハビリ）の思想を根底に持つ「集団」がなくなった。時代に逆行した措置であるとし、その復活を訴えようと筆者は新聞に投稿した[6]。英字新聞にも転載された[7]。各リハビリ専門団体でも復活を厚生労働省に申し出たが、失語症の集団療法は一部認められたものの、その他は認められていないのが現状である。

　さて、筆者は現在、茨城県立医療大学付属病院に脳血管障害で入院し、リハビリ医療（OT、PT、ST）を受けて退院し、在宅で生活している方々の心身機能の発病10年間の追跡調査と生活状況に関するインタビューを行っている[8]。本章では入院から発病5年の経緯から当事者の置かれている現状を概括したい。

　また、1983（昭和58）年施行の老人保健法による機能訓練事業は、それまで大田仁史氏ら病院のリハビリスタッフや保健師などのボランティアで行われていた少数の「リハビリ教室」が、全国津々浦々の市区町村

で行われることを保証した[9]。40歳以上の、心身に障害を負った方の介護予防、社会参加にリハビリ教室は大きな貢献をしてきたのである。当事者のピア・サポートの場となった。しかし、2000年の介護保険導入により、介護保険との重複は認めないとの法による制限で、廃止を余儀なくされたところが出てきた。大田氏と筆者は、学生たちとの共同研究として機能訓練事業の全国調査を、1998年、2000年、2002年の3度にわたって行った[10][11]。その結果をもとにして、機能訓練事業の評価と今後の集団リハビリのあり方について述べたい。

そして、いま、なぜリハビリ思想を根底に持つ「集団」が必要なのか、また、どのような人を対象に、どのような場で、具体的にどう考え、どう実践するかが本書の基本テーマである。一緒に考えていただきたい。

Ⅱ. 脳血管障害者の心身機能追跡調査からみえてくるもの

茨城県をフィールドにして行っている慢性脳血管障害者における前向きコホート研究調査から、発病5年までについて、心身機能の主評価の推移をみてみたい。あくまでも地域や人数に限定があるが、当事者の現況をお伝えするには適したものと考えたので紹介する。

対象は、茨城県立医療大学付属病院（リハビリ専門病院）に1999年9月～2000年12月までに脳血管障害でリハビリ医療を受けるために入院し、退院した全212名である。その中から、初発であること、発病から180日以内の入院であること、コミュニケーションがとれること、退院後に再発や転倒骨折などがないことを条件として対象を絞った。再発や転倒骨折やお亡くなりになったり、調査を断られたりして対象者の数は減り、ここで紹介する方たちは発病5年時に在宅調査が可能であり、データがすべてそろっている47名の方たちである。その内訳は，男性38

名、女性9名で、年齢は入院時40〜79歳（平均57.5±9.2歳；40代10名、50代16名、60代18名、70代3名）であった。診断名は、脳梗塞23名、脳出血23名、くも膜下出血1名であった。まひ側は、右片まひ15名、左片まひ32名である。発病から入院までの期間は78.1日±35.8（32〜169日）である。入院期間は96.8日±27.1。身体障害者手帳（5年目）は、なし6名、あり41名（1級13名、2級22名、3級2名、4級3名、5級1名）。介護認定者（5年目）は、なし24名、あり23名（要支援が2名、要介護1が6名、要介護2が11名、要介護3が3名、要介護4が1名）で、実際にサービスを利用している方は発病5年目で18名である。

　心身機能の評価項目は以下の評価法を用いた。

　(1) 機能障害：①脳卒中機能障害評価セット（Stroke Impairment Assessment Set；SIAS)、② Brunnstrom Recovery Stage（BRS)、③ Kohs立方体テスト（Kohs Block Design Test）

　(2) 活動制限・参加制約：①機能的自立度評価尺度（Functional Independence Measure；FIM)、②カナダ作業遂行測定（Canadian Occupational Performance Measure；COPM)、③脳血管障害者の社会生活活動評価（Frenchay Activities Index；FAI)、④手の実用度評価（福井圀彦）

　(3) 個人因子：①片麻痺手受容度検査、②自己記入式うつスケール（ZungのSelf-rating Depression Scale；SDS)、③情緒的支援ネットワーク（宗像恒次）、④QOL評価：Self completed Questionnaire for QOL by Iida and Kohasi（自己記入式QOL質問表：以下、QUIK）

　(4) 環境因子：介護保険を含む社会資源調査を実施した。なお、本研究は茨城県立医療大学倫理委員会と藤田保健衛生大学倫理委員会の承認を得、また、当事者の同意を得て実施したものである。

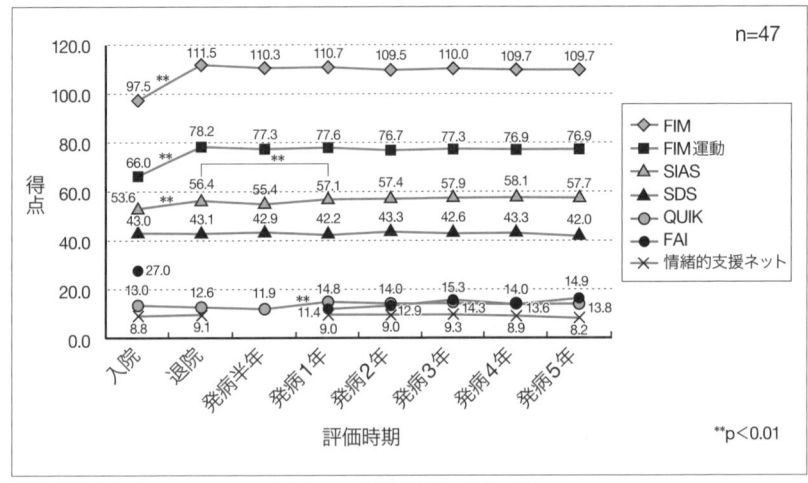

図1　主要評価平均点の推移

　結果は当事者に実際にお会いし、さまざまなお話をうかがったとおりの実感がデータとして如実に出ていた。図1を見ていただきたい。大田氏が指摘する「体そこそこ、心うつうつ」[5]の状態があらわれている。
　ADL（FIM）も身体機能（SIAS）も入院時に改善を示すが、退院後（発病1年時以降）は維持されていた（図2、3）。一方、うつ状態（SDS）は、うつ状態と正常の間の境界群で推移する。しかし、実際は、1/3はうつ状態であり5年経過しても変わらなかった（図4）。また、QOL評価は評価の信頼性も妥当性も検討されている日本で開発されたQUIKで行った[12]。QUIKは、身体機能尺度20項目、情緒適応尺度10項目、対人関係尺度10項目、生活目標尺度10項目の50質問から成り総合計50点である。合計点が低いほどQOLが良好といえる。QOLの高低分類は6分類から成る。標準値は、飯田、小橋の値を用いた（総合得点平均と標準偏差3.4±3.7点）。結果、QOL質問表QUIKの総得点の平均値の推移は

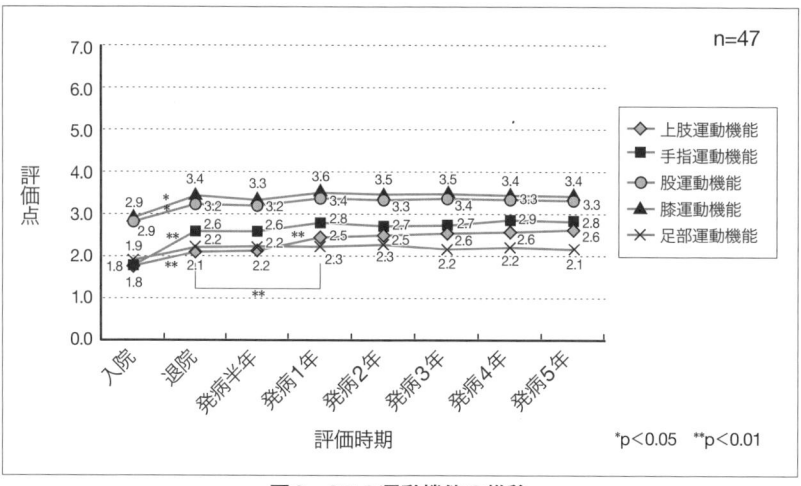

図2　SIAS運動機能の推移

** 上肢運動機能は、入院中はもとより、発病半年〜1年において、有意に改善し、手指運動機能は5年までゆっくりと改善を示した。

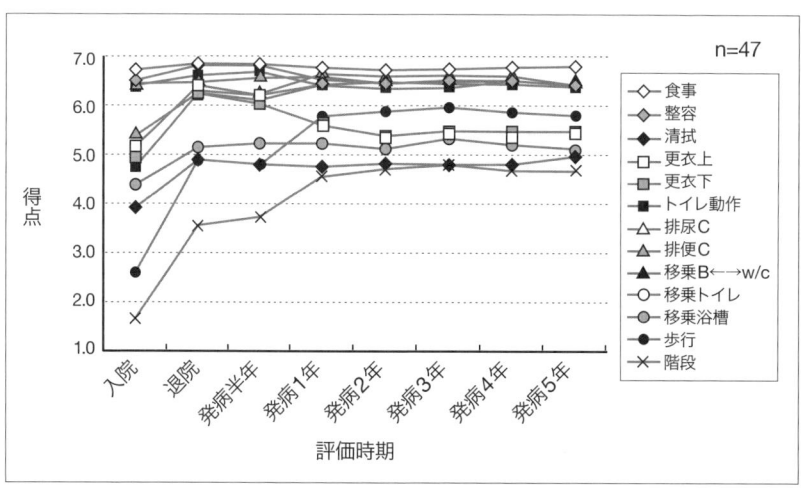

図3　FIM運動項目の推移

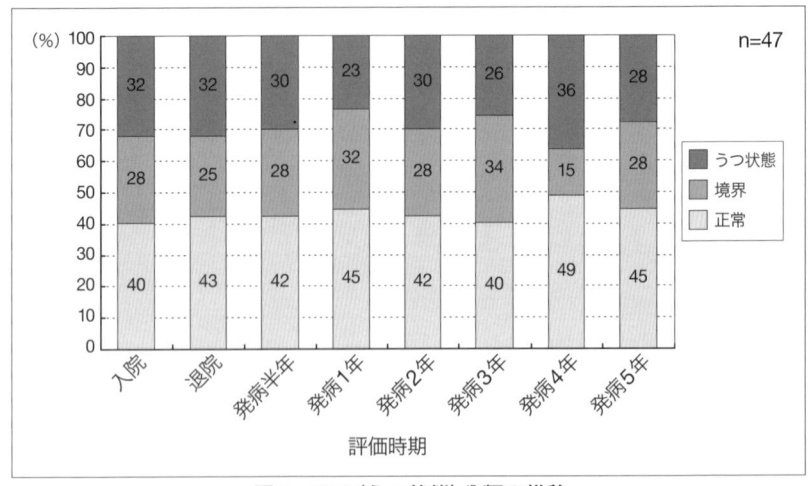

図4 SDS（うつ状態）分類の推移
うつ状態がどの期も1/3は存在する

6段階評価のやや不良（10～18点）の間にあった（**図5、6**）。

　尺度を検討すると、身体機能尺度と情緒適応尺度はどの時期でもほぼ一定であったが、対人関係尺度と生活目標尺度は有意に悪化し、家族への依存の高さと目標が持ちづらい状況に置かれていることを示していた。さらに、介護保険利用者ほどQOLは低く、時期が経つほど悪化傾向を示した。退院後に悪化し、そのまま「やや不良」のままで推移するが、半年後から1年後に悪化し、「やや不良」群、「不良」群、「きわめて不良」群を合わせると、約60％がQOL不良になるという驚くべき結果であった。なかでも、対人関係と生活目標のQOLに課題を抱えていることがわかった。

　また、情緒的支援ネットワーク（宗像恒次、「自分が他人から支えられていると実感する度合い」）は、「強い」が80％以上であった。ネットワークが強いことは、病気になりづらいなどその人の心を下から力強く支

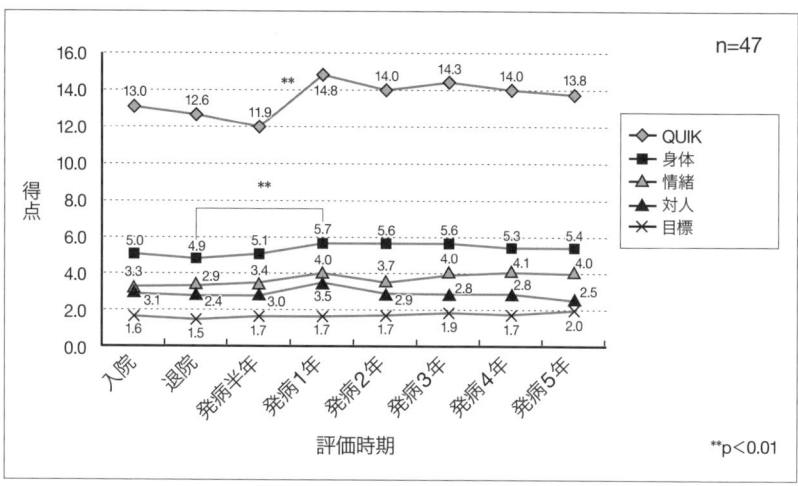

図5　QUIK（QOL）平均点および各尺度の推移
QOLは退院後にすぐに低くなる

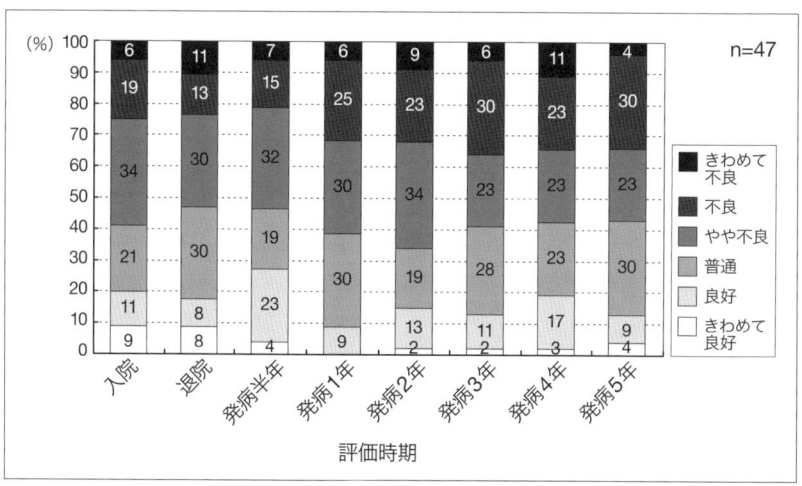

図6　QUIK（QOL）評価分類の推移
QOLの低い人はどの期にも60％存在する

第1章

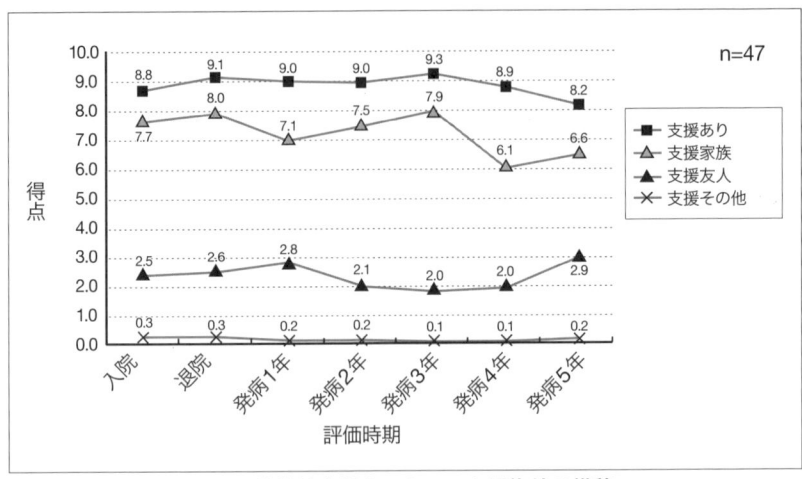

図7 情緒的支援ネットワーク平均値の推移
家族支援だけが高いのが問題である

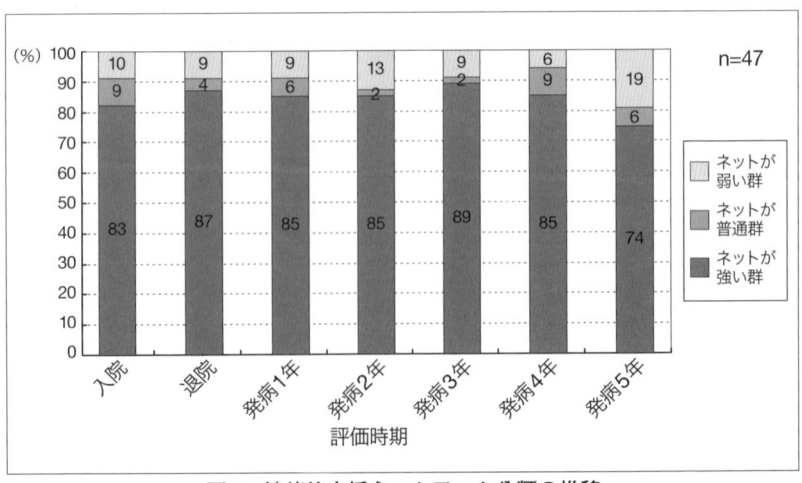

図8 情緒的支援ネットワーク分類の推移
徐々にネットワークが弱くなってきている

えることになる。情緒的支援ネットワークが弱かった方は離婚をされたり、家庭内に問題を抱えている方が多かった。また、支える人が家族に偏り、友人やその他の人（職場、近所の人など）による支援がきわめて少数であったことは大きな問題と考える。すなわち、内向きの脆弱な支えといえる（図7、8）。

さらに、FAIは病前と比べるとできることは乏しい。脳血管障害者の方は食事の準備、買い物も、掃除・洗濯、趣味活動、交通手段の利用、旅行、読書、勤労も再獲得が困難な状況にあることがわかった（図9-1〜9-3）。

ここで3名の方に登場していただく。

一人目は、活動と仲間に出会ったAさんである。Aさんは、定年を1年先に控えた50代後半、職場で構音障害と左半身の脱力を覚え、帰宅しすぐに病院に行ったところ脳梗塞の診断を受けた。まひは進行し、上肢の運動まひが残った。幸い、下肢のまひは免れた。まひはBRSで左上肢：V、手指：IV、下肢：VIであった。一度も病気をしたことがなかっただけにショックであった。3カ月のリハビリ医療を受けたのち、職場に戻ろうとしたが不眠となり、反応性のうつ病となる。投薬の結果、3カ月遅れて職場に戻る。東京への立っての通勤はきつかったが、積算と見積もりの仕事をこなした。翌年3月に定年を迎えることができた。その後、地域のカルチャーセンターで、川柳とハーモニカに出会う。句を持って例会に出、皆の句を聞きながら、自分の句を吟味し、先生に講評をもらう。やがて、句が同人雑誌に掲載されると、心を躍らせる。そして、ハーモニカの会はレパートリーを皆で広げ、市主催の音楽会や、病院の患者会の例会に出かけたり、機能訓練の場に出向いてハーモニカを吹く活動をしている。Aさんは夢中になって曲を覚える。左手の保持ができなくて片手になることが多いが気にしない。心からハーモニカを通

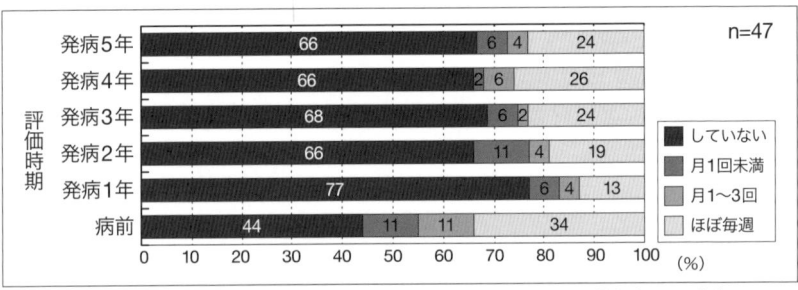

図9-1　社会生活活動評価(Frenchay Activities Index)「食事の用意」

食べること、食事をつくることは生活の基盤である。少しずつではあるが、食事をつくる機会が増えつつある。

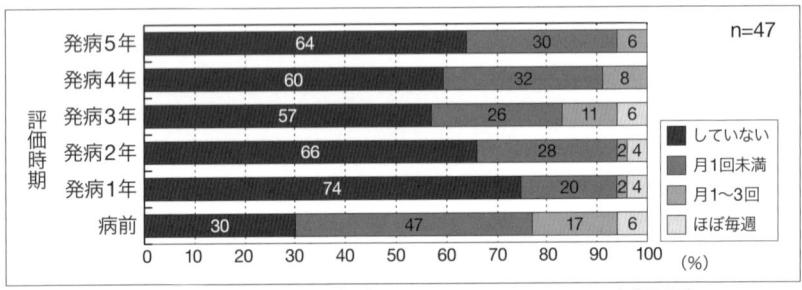

図9-2　社会生活活動評価(Frenchay Activities Index)「旅行」

余暇活動である旅行は希望の多い活動である。旅行は心身機能を高め、外に触れる機会となりQOLを高める。もっと旅行の機会をつくる必要がある。

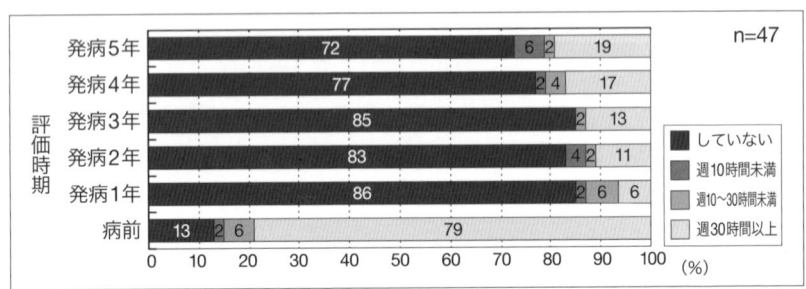

図9-3　社会生活活動評価(Frenchay Activities Index)「勤労」

収入を得る勤労はQOLを高める。社会性が高く、対人関係の高度な適応が求められる。現実は希望があっても勤労の機会を与えられないのが現状であるが、集団訓練の中で対人関係能力を高めることができる。

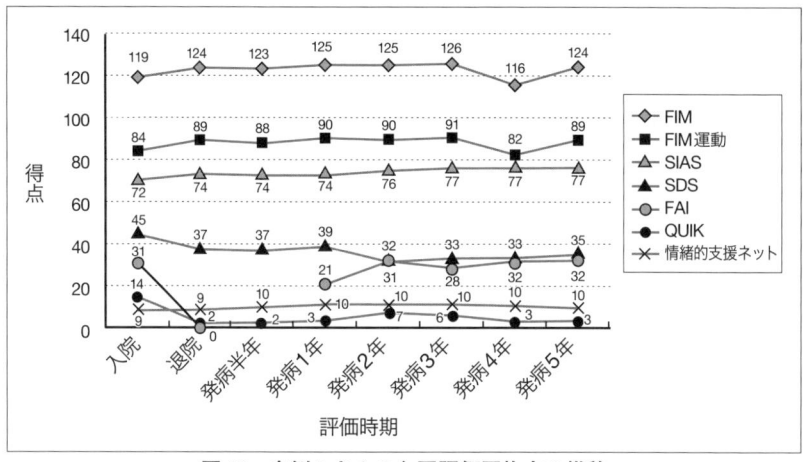

図10　事例Aさんの主要評価平均点の推移

左片まひ、男性、定年後（発病2年以降）にハーモニカ、川柳、社交ダンスのグループ（市の活動）に参加。シルバーリハビリ体操指導士3級、2級の資格をとり、M市の介護予防事業に参加。いきいきと仲間と活動中。うつ状態が正常に、高いQOLに、そして情緒的支援ネットは満点に。

した活動に満足を覚えている。一人ではここまで心が揺さぶられることはなかったとAさんは言われた。きっと指導者も仲間たちも寛容で明るい方たちなのだろう。Aさんをきっちりと受け入れた。さらに、社交ダンスの会に入り夫婦で参加する。うつ傾向はなくなりQOLも高い。社会生活能力も戻った（図10）。

　仲間と一緒に目的を持った活動をする中で元気度が増してきたAさんは、患者会の先輩から茨城県で行っているシルバーリハビリ体操指導士養成講座を受講して資格をとり、地域の介護予防事業へ参加することを勧められた。大田仁史氏が企画したシルバーリハビリ体操指導士養成講座は半端ではない本格的なカリキュラムを持ち、3級（介護予防事業の補助者）、2級（介護予防事業の指導者）、1級（インストラクター）の仕組みを持つ。修了すれば、県知事名での修了証が渡される。Aさんは3

級をとった。脳卒中で3人目であった。早速、2級の人につき、週2回、市の介護予防事業に参加し、いきいきヘルス体操やいきいきヘルスいっぱつ体操をとおしてのピア・サポートの場づくりに尽力す。いまは2級。そして、活動を県に報告し、交流会に参加をする。Aさんにとって、これらの活動を行うことが生きがいにつながり、喜びになった。

　二人目は、孤独地獄に落ちたBさんである。60代のときに交通事故を起こし、警察の取り調べを受ける。そこで、脳出血（視床出血）を起こし、救急病院に入院。右片まひ、言語障害となりリハビリ専門病院に入院となる。言語障害はなくなるが、重い痙性片まひ（BRS：上肢Ⅱ、手指Ⅱ、下肢Ⅲ）は残り、装具とT字杖を使用しての歩行となる。ADLが修正自立（94点→105点）となり、自宅退院となる。ボヤッとした感じと耳鳴りは残り、不快感が常にある。夫は死別し、娘は嫁ぎ、息子と二人暮らし。Bさんは借金返済で懸命に働く息子のために左手で料理をつくる。障害年金で生活を支える。不安発作が時々夜中に出る。悪夢、心臓が高鳴り、死の恐怖が襲う。日中は、独り。先が見えない不安の中で唯一の楽しみは、週1回のデイケアへの参加である。かたくなった体をほぐしてもらい、参加した気の合う利用者と笑いこけながらしゃべりまくる。ゲームを楽しむ。もっと行きたいが、自己負担が払えないために抑えている。外に出たいが交通手段がない。ただ家事のヘルパーが短時間来てくれるので助かる。そしてヘルパーに買い物と掃除をしてもらう。外に出る手段を持たないBさんにとっては、介護保険のデイケアの集団の場は孤独地獄を忘れさせてくれる場である。うつ傾向は軽減傾向であるが、QOLは低い（図11）。Bさんは疾病や生活上のさまざまな問題を抱えながらも笑顔で懸命に生きる。Bさんは、環境に決して負けていない。

　三人目は、うつうつを脱したCさんである。Cさんは、大田仁史氏の「体そこそこ、心うつうつ」から、うつうつを脱した方である。1999年

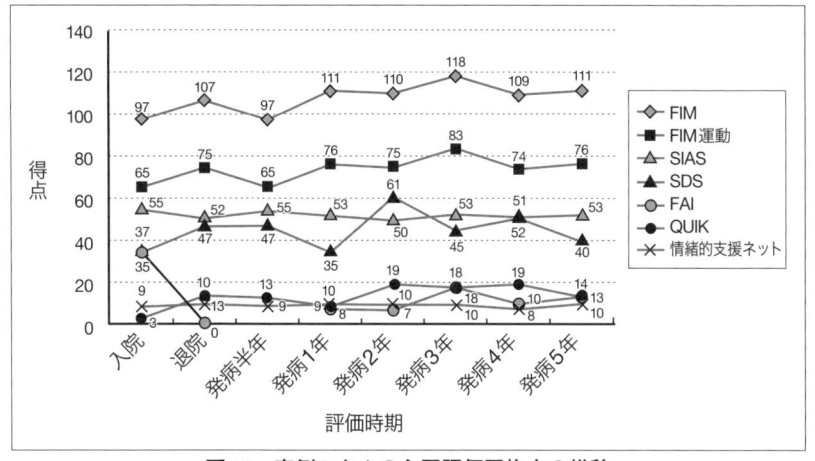

図11　事例Bさんの主要評価平均点の推移
右片まひ、女性。さまざまな問題を抱えながらもデイケアを楽しみに負けない生き方をされている。

　8月、58歳のときに自宅で突然左片まひで発症した。右大脳動脈領域の脳梗塞であった。定年退職後、2年間の契約で勤務をしていたときのことであった。家での役割は庭の手入れをするくらいだったが、退職金で旅行でも行こうかと思っている矢先の脳梗塞の発症であった。仕事仲間と仲がよく，仕事帰りにはよくカラオケなどに遊びに行っていた。Cさんは妻、娘夫婦、孫、義母の8人家族である。経済的に問題はない。救急病院でのリハビリ医療を受けた後にリハビリ専門病院に入院し、4ヵ月後に自宅に退院となる。BRSは上肢：Ⅲ、手指：Ⅱ、下肢：Ⅳである。歩行はT字杖にて自立した。感覚障害はなく、高次脳機能にも問題はない。

　うつ状態と各評価の経時的変化を図12に示す。Cさんの場合、入院時はうつ状態の境界上にあり、退院時（発症半年目）にはうつ状態を呈し、その後は正常となっている。

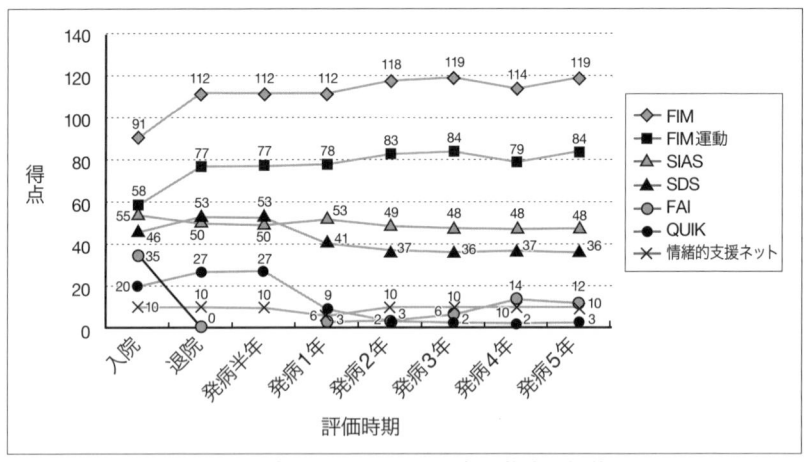

図12　事例Cさんの主要評価平均点の推移

右片まひ、男性。退院時うつ状態であったが、退院後、友人、集団訓練会のメンバー、そして、家庭での役割を持つなかで、うつ状態が軽減し、QOLの高い生活を送る。

　QOLをみるQUIKは、うつ状態をみるSDSと非常に似た変化を示した。入院時は20点で不良、退院時も27点で不良。その後は徐々に改善を示し、3年目からはきわめて良好な状態であった。

　うつ状態の改善に影響を与えたと思われる因子として、仕事時代からの友人と付属病院での月1回開催される集団訓練会（大田仁史氏主催、OT等多職種参加）の存在が挙げられる。退院後に友人とのメールのやりとりを始めた。直接的な交流ではないが、メールでコミュニケーションを図ることで入院中は見失っていた友人とのつながりを再認識した。その後、現役時代と同様に、友人とカラオケに出向くことになる。また、集団訓練会へは夫婦で参加し、多くの同病の人とその家族と交流した。そこで改めて自身の障害程度を知り、さまざまな人の話を聞いたり見たりすることで自身の生活スタイルをつくり上げていくきっかけになった。すなわち、孫の宿題をみる、新聞を取りにいくという役割をつくり、さら

に、毎朝の散歩を日課とした。Cさんは情緒的支援ネットワークが強い。家族や友人、そして、集団訓練会の仲間など身近に自分が支えられている人がいると実感することは、障害受容を進めるうえでも、また、精神面への好影響を与えることになる。

Ⅲ. リハビリテーションの定義

　過去にさまざまなリハビリの理念、哲学が時代とともに世界で提案されてきた。

　リハビリを有名な全人間的復権という哲学でとらえる一方で、2006年3月まで診療報酬で使われてきたリハビリは、理学療法、作業療法、言語聴覚療法のことであった。「リハビリに行ってくるよ」といえば、歩行訓練であったり、手の訓練であったり、言葉の訓練であったりと身体機能の回復の意で使われている。

　日本に新たなリハビリテーション医学が導入されたいまから40数年前には、第3の医学といわれ、障害で治らないものはないような幻想をもたらしたものである。機能がよくなる、これは右肩上がりの幻想といわれており、いまでも「リハビリに行けば治るからといわれたので来ました」という方に出会う。人は、必ず老い、死ぬという誰も拒みようのない生命法則からみれば、リハビリの幻想は通じない。そこで、超少子高齢化の中、日本リハビリテーション病院・施設協会は、2004年に新たなリハビリの定義を提案した。その定義とは、「リハビリテーションとは、障害のある人が、最良の心身の状態を獲得し、年齢や障害の程度に応じ、その地域に住む人々とあらゆる面で同水準の生活がなされることである」[13]。「最良の心身の状態を獲得」とは、予防から終末期に至るまで、切れ目なくその人にとってその時点で最良の心身の状態が得られるよう

に手がつくされることをいう。「あらゆる」とは，社会的，教育的，職業的，経済的，文化的な意味である。生活が「なされる」としたのは，主体的に生活を「送る」ことができない人々を除外しないためである。ノーマライゼーション、人権思想を根幹とした定義といえる。すなわち、リハビリは予防から終末期に至るまできっちりと当事者に関わり、支える思想を持ったといえる。そして、リハビリは、政治・経済・社会の仕組みから、地域住民の啓発、医療・保険・福祉の分野など、多岐にわたる活動を通して、そこに住む障害当事者を支えるバックボーンとなる思想を持ったことになる。心身機能が下り坂になり、死の床につかれるような状態になろうとも、関わり、支える。その技術を開発する。究極は、住民が主体的にリハビリの諸活動を行うことである。

Ⅳ. 元気を失っていく理由と二つの苦しみ

　大田氏は、中途障害者が退院後に元気を失っていく理由を地域で生活される障害を負った人々との交流で聞きとった200以上の言葉をKJ法（川喜田二郎）を用いて七つに分類した。

　それは、①生活感覚のとまどい、②社会的孤立と孤独感、③獲得された無力感、④役割の変化と混乱、⑤目標の変更ないし喪失、⑥可能性がわからない、⑦障害の悪化や再発の不安、である[14]。中でも「社会的孤立と孤独感」はもっとも危険で、場合によっては「閉じこもり」につながることとなり、やがて家族からも孤立してしまい、孤独地獄に陥る。この方は、退院後、どのように生きていかれるのだろうかと心配になる方もおられる。元気になるきっかけは、ピア（仲間）であると大田氏は強調する[14]。ピア・サポートが有効な手立てを提供する。

　さて、南雲氏は障害を負って障害者の心に起こる苦しみに二つあると

した[15]。第一の心の苦しみは「自分自身の中から湧いてくる苦しみ」である。実存の苦しみと言い換えることができる。第二の心の苦しみは「他人（社会）に苦しめられる苦しみ」である。人の蔑視、差別、嫌悪、無視の感情・態度をぶつけられる。第一の心の苦しみの受容が、「自己受容」であり、第二の心の苦しみの受容が「社会受容」である。一般的には、障害受容（心から障害を受け入れること）といわれていることである。リハビリスタッフは、自己受容の進まない患者に対し、障害受容が進まない患者のレッテルを貼り、問題患者として扱う傾向がある。ここで、患者に「他人（社会）に苦しめられる苦しみ」を負わせることになる。障害を負った人が元気を失っていく七つの理由の根底に、この二つの苦しみが絡み合い、横たわっているといえる。

V. ピア・サポートの場
―老人保健法に基づく機能訓練事業の果たした役割

1983（昭和58）年以来、全国津々浦々で行われてきた、行政が行う「リハビリ教室」。これは機能訓練事業と呼ばれる老人保健法に基づく一つの事業であった。ピア・サポートの場としてそこに集う人たちを支えてきた。地域での心のサポート体制をつくり出し、介護予防に大きな功績をなしてきた（図13）。

少し、機能訓練事業の歴史を紐解いてみたい。

1983年施行の老人保健法は、高齢化社会の到来に対する総合的な高齢者の疾病予防と疾病を負った後の医療、心身機能維持改善などを図る目的でつくられた。その事業の中に機能訓練事業がある。「機能訓練事業」とは「40歳以上の者であって、疾病、負傷などにより心身の機能低下している者のうち、心身の機能維持回復を図り、日常生活の自立を助ける者などを対象として行う」。保健師が中心となり、そこに医師、PT、OT

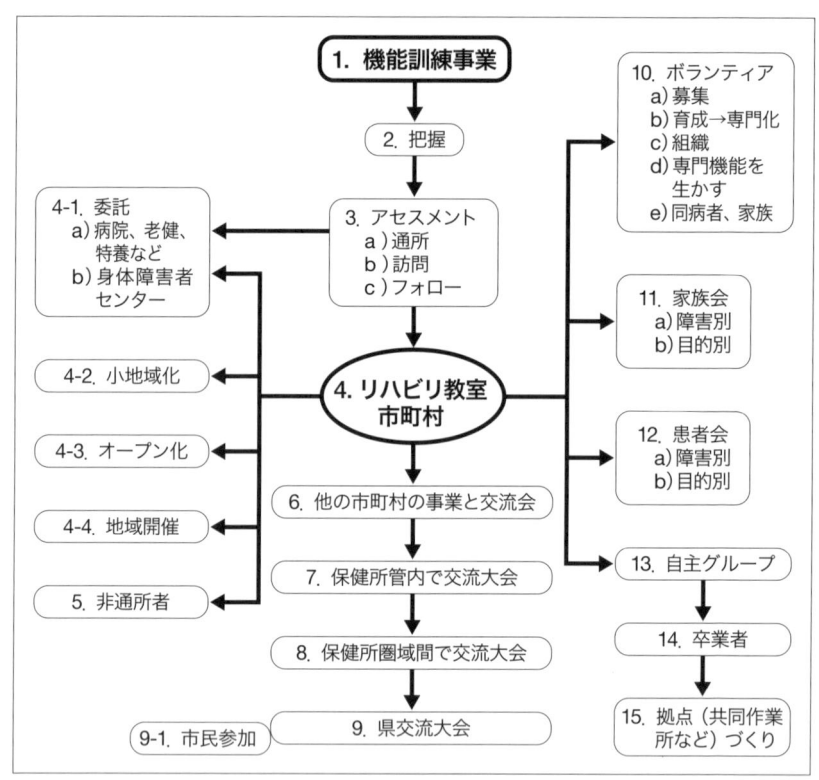

```
┌─────────────────────────────────────────────────────────────────┐
│                    ┌──────────────────┐         10. ボランティア  │
│                    │ 1. 機能訓練事業   │            a)募集         │
│                    └────────┬─────────┘            b)育成→専門化  │
│                             │                      c)組織         │
│                    ┌────────▼─────────┐            d)専門機能を   │
│                    │    2. 把握       │               生かす      │
│                    └────────┬─────────┘            e)同病者、家族 │
│  4-1. 委託                  │                                     │
│   a)病院、老健、    ┌────────▼─────────┐                           │
│    特養など    ◄────│   3. アセスメント │                           │
│   b)身体障害者      │    a)通所        │         11. 家族会        │
│    センター         │    b)訪問        │            a)障害別       │
│                    │    c)フォロー    │            b)目的別       │
│                    └────────┬─────────┘                           │
│                             │                                     │
│  4-2. 小地域化 ◄────┌────────▼─────────┐──────►                    │
│                    │  4. リハビリ教室  │         12. 患者会        │
│                    │     市町村        │            a)障害別       │
│  4-3. オープン化◄──│                  │            b)目的別       │
│                    └────────┬─────────┘                           │
│                             │                                     │
│  4-4. 地域開催 ◄── 6. 他の市町村の事業と交流会                     │
│                             │                   13. 自主グループ   │
│  5. 非通所者  ◄── 7. 保健所管内で交流大会                          │
│                             │                                     │
│                    8. 保健所圏域間で交流大会   14. 卒業者         │
│                             │                                     │
│                                                 15. 拠点（共同作業│
│  9-1. 市民参加      9. 県交流大会                  所など）づくり  │
└─────────────────────────────────────────────────────────────────┘
```

図13　機能訓練事業の広がり

（大田仁史：地域リハビリテーション原論 ver5. p32, 医歯薬出版, 2010より引用, 一部改変）

が参加する。後にSTも参加できるようになる。この機能訓練事業の骨格をつくったのは、5代目の厚生省老人保健課長であった古市圭治氏であった。彼は、大田氏らが渋谷で行っていた脳卒中の通信教育のスクリーニングの場である「リハビリ訓練サークル」をみて機能訓練事業の成功を確信したという[9]。なぜか。それは、心身の機能維持回復を図る手段として大田氏は、独自の体操を開発し、集団を通して個々人を指導する

ことができていたこと。これを、全国津々浦々にわたって行うには、誰でもができ、かつその体操を通して心身の機能の回復維持を図ることができると思えたこと。コミュニケーションツールとして優れていること。和気あいあいの雰囲気を集団が持てること。盛んに情報交換をし、お互いの交流を家族ぐるみで行えること。さまざまなリハビリの職種がボランティアで参加し、アドバイスを行えることなどがあった。法律ができる前には、日本作業療法士協会会長、日本理学療法士協会会長が当時の古市課長のもとを訪ね、OT、PTがこの事業に参加できるように通達の中に記載してくれるように直訴をしている。これが認められることになり、病院限定のOT、PTが地域の「リハビリ教室」に参加できる道が開けた。

　大田氏は、3,300になんなんとする全国市区町村でいわゆる「リハビリ教室」が開かれることになったとき、行ってきた体操を「いきいきヘルス体操」として体系化してビデオをつくり、保健師や行政スタッフ、当事者、家族を交えた研修会を沖縄から開始し、全国を駆け回った[9]。全身全霊で勤務の合間をこじ開けて回った。その地域のさまざまな人々の努力により全国津々浦々にリハビリの場が国民に保証されることとなった（**写真1、2**）。

　介護保険制度施行前後に全国調査[10,11]を行った。調査結果から、この「機能訓練事業」を後世のために高く評価したい。まとめると、①世界に冠たる保健事業（大田氏談）：40歳以上の心身の障害を持つ人および家族を包括した幅広い層の、第一次および第三次予防を担う保健事業、②市区町村の介護予防の基盤を形成：行政主導で利用者を把握し（訪問事業）、フォローし、社会的参加に導く、③ピア・サポートの場として有効：仲間との交流／さまざまな自主グループの形成が可能（例：言語、認知症）である、④家族とともに社会への広がりが可能：利用者家族・ボ

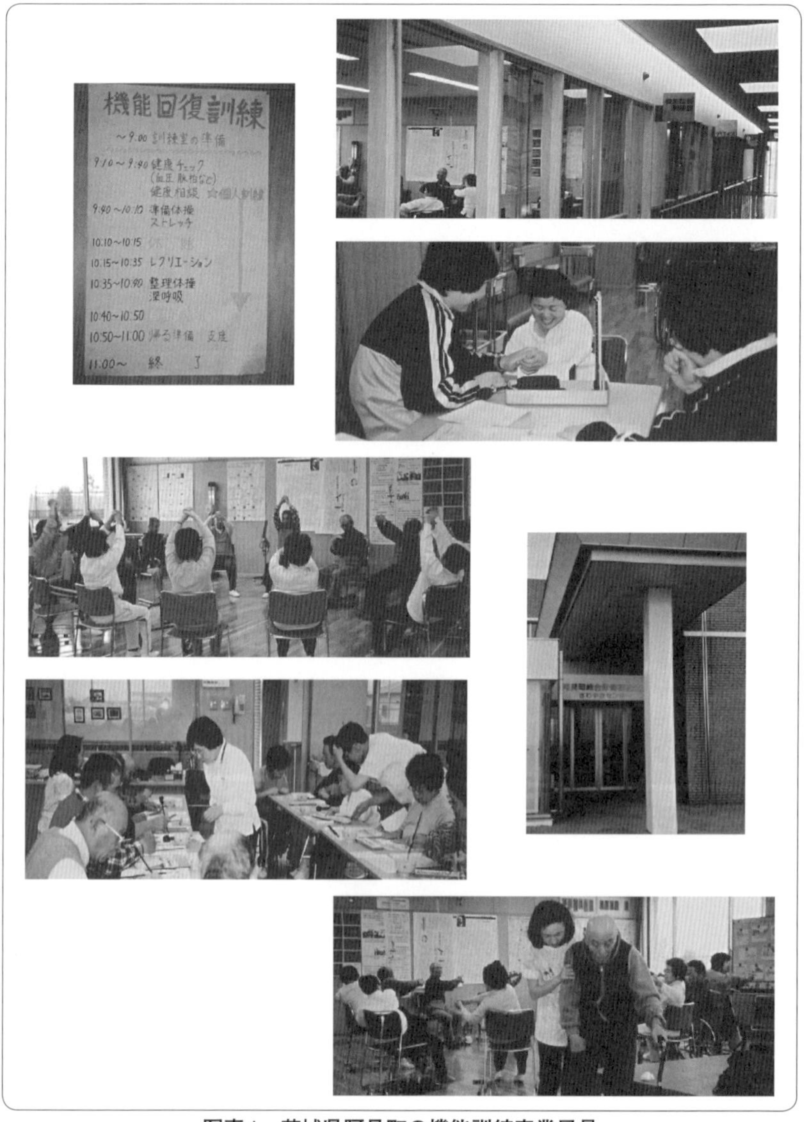

写真1　茨城県阿見町の機能訓練事業風景

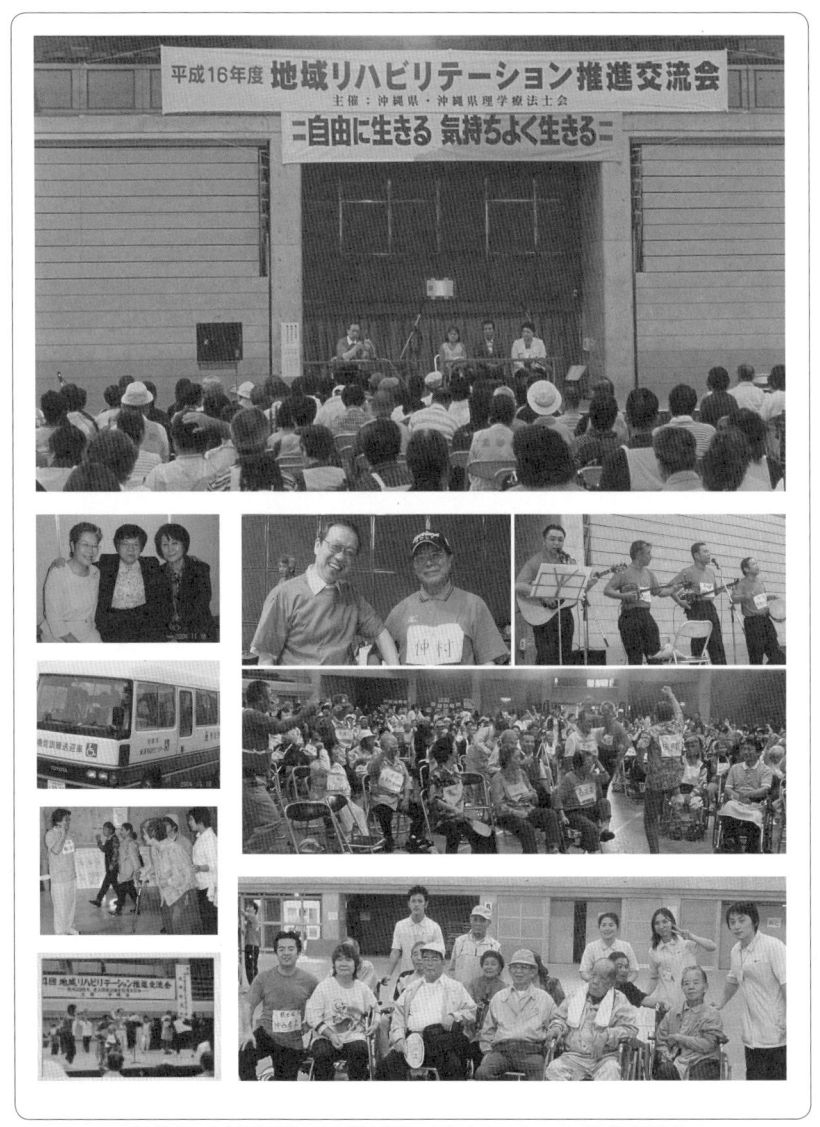

写真2　沖縄県第16回地域リハビリテーション推進交流会

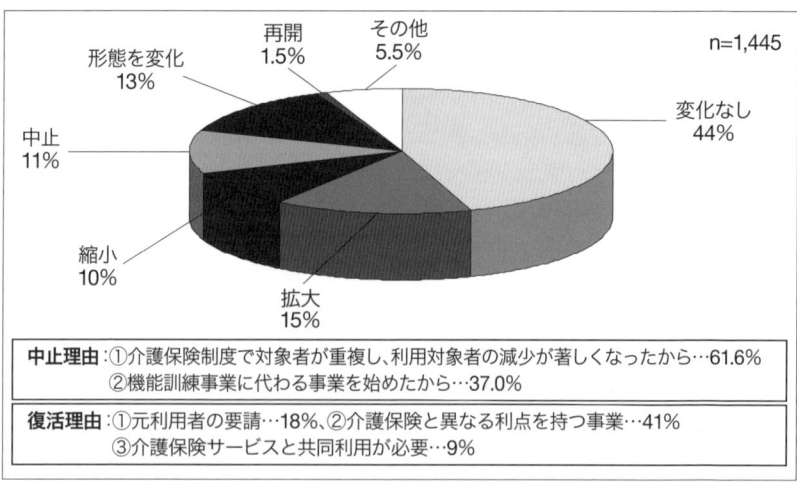

```
           再開   その他
形態を変化  1.5%  5.5%
  13%                        n=1,445

                        変化なし
中止                      44%
11%

縮小
10%
        拡大
        15%
```

中止理由：①介護保険制度で対象者が重複し,利用対象者の減少が著しくなったから…61.6%
②機能訓練事業に代わる事業を始めたから…37.0%

復活理由：①元利用者の要請…18%, ②介護保険と異なる利点を持つ事業…41%
③介護保険サービスと共同利用が必要…9%

図14　第2回全国調査(平成12年7月)～第3回全国調査(平成14年7月)の変化点[11]

ランティア・子どもたちなどを広く巻き込み、自主グループを生み、社会的広がりへと社会教育的展開が可能（町村合同大会、県交流大会への参加が目標になる）、⑤地域リハビリ推進の場：バリアフリー化の推進、⑥心身の「元気が出る場」：コミュニケーション、自発的活動、外出、問題解決、達成感、自律心、希望が挙げられる。

　1983年施行の老人保健法に基づく機能訓練事業（40歳以上で心身の機能障害を持つ人が対象）は、全国市区町村で実施されてきたピア・サポートの場であったが、2000年施行の介護保険法により重複利用が禁止され、中止したところが出てきた（図14）。さらに、介護保険法の改正により、2006年度から新介護予防給付が始まり、介護を受ける人口を減らす施策が始まった。また、2006年に始まった地域包括支援センターと地域介護予防事業は、対象者は65歳以上で特定高齢者（対象5％目標）である。そのため、一部軽度障害者は入るが、重度あるいは若い障害者

は除外される。2008年施行の新高齢者医療制度により、残念ながら機能訓練事業を持つ老人保健法は廃止となった。
　河本のぞみ氏が著した『検証 訪問リハと訪問看護—リハビリテーションの現場をたずね歩いた！』(2007、三輪書店)に、京都の「訪問看護ステーションすざく」など4ステーションを統括するOTの宇田薫氏（現大浜第一病院）のことを紹介している[16]。2006年当時、年何回か、宇田氏らが企画をして、ステーション利用者の集い「すざく会」を行っている。通所サービスに行く気がなくても、この集いを皆が楽しみにしているという。利用者同士の交流、情報交換の場である。利用者の自主運営でスタッフがボランティアで関わるスタイルをとる。そこで会う人々の近況をお互い気にしており、絵や書道などの展覧なども行う。にぎやかな団欒の場が展開する。河本氏は、通所系でサービスに行かない人も楽しみにしているこの会の雰囲気は、介護保険後姿を消した、老人保健法の機能訓練事業、通称「リハビリ教室」と共通するものがあるという。同じ立場に立つ人同士の交流、いわゆるピア・ミーティングともいえる要素であり、多くの通所系サービスでは残念ながらこの重要な要素が「すっぽり」抜け落ちている。これは致命的な欠陥なのである、と鋭く指摘する。
　機能訓練事業は、2008年より「健康増進法」(2003年施行)に移行した。廃止から一転、存続となったが、今後どこでどのように行うかは都道府県が決めることであり、市町村は、使える手段を得たことになる。解決の方策の核は、選択できるピア・サポートの場をいかに多くつくり出していくかにあるといえる。機能訓練事業は、全市区町村にピア・サポート場をつくってきた実績がある。行政は、地域の実情に合った機能訓練事業のリニューアル事業を創設し、他介護予防事業と連携することで、障害を負った人も、高齢者も、すべての人が、必要なときに必要なだけ

の相互学習、相互交流ができる場を早急に当事者の意見や住民の意見を聴き、住民参加を基本とした事業をつくり出す行動に出てほしいし、これを機に行政間の人権競争を望む。

　つまるところ、機能訓練事業とは、集団リハビリテーションの場であると思う。

Ⅵ. 集い合う場
―心身機能のサポート体制を切れ目なくつくること

　これから皆がなすことは多く、迅速な実行が望まれる。すなわち、予防から急性期・回復期・維持期・終末期に至るまで、切れ目のないピア・サポート（集団リハビリ）の場を設けることで、障害当事者の第一次の社会参加の場が保障される。情緒的支援ネットワークが強化され、拡大する。そして、当事者主体の自立した生活への第一歩を歩むことができる。当事者および住民の広範な社会啓発運動と行政および保健・医療・福祉に従事するスタッフの強い連携が求められる。バックボーンとなる思想はリハビリである。

　病院・介護などの施設でのリハビリの実践は、生活の基礎力、自立の基礎力をつくることである。座位バランスの確立、歩行の自立、トイレ動作の自立であったりする。そこで当事者が負う「自分自身の苦しみ」の緩和と生命力の回復の基礎力をつける。当事者が負う「自分自身の苦しみ」の緩和と、「他人（社会）に苦しめられる苦しみ」の軽減には、当事者・家族教育の場や入院患者の集い、患者会の存在は大きい。それらは元気が出るためのピア・サポートの場としての視点を持って実施される。地域で生活をする当事者を招いての懇談会などを定期的に開催することは、両者にとって益することが多い。それらを途切れることなく続けることは自立・自律することの意味を考える機会になり、元気を失う

ことなく生活する基礎力となる[2]。

　退院後では、介護保険制度が持つ集団においても、障害者自立支援法の持つ集団においても、ピア・サポートの視点を持つ集団リハビリの場を切れ目なくつくることが求められる。竹田氏は、3県15自治体にまたがる大規模調査研究（有効回答者26,628名）で趣味活動についてまとめている[17]。趣味「あり」のものが「なし」の者に比べ抑うつが少なく、主観的健康感が良い者が有意に高いと報告し、認知症の予防および健康寿命を予測するオッズ比は2.2倍と大きく、介護予防事業に「趣味活動」を用いる意義が大きいと述べている。さまざまな目的を持った体操や趣味活動などを皆で、そして個々に行うことは、人と人との「情動（気持ち・感動）の共有」を促し、「安心感」を生む。自己に閉じこもる人が他人に目を向け、外に立ち向かうことを可能にする。機能訓練事業のつくり出してきた知恵と方法論に学ぶところは大きい。

　その人のADL、IADLを24時間サポートする全国体制の進化した確立と、働く場、社会の参加の場を無数につくり出す法整備が必要となる。そのうえに立って、なぜ集団なのか、具体的にどのような集団にするのか、どのような場にするのかなど、基盤の構築と創意工夫が求められる[18)19)]。地域や風習、年齢層、障害の有無、疾病の有無、男女の割合、人の発達観など多様な要素を鑑み、また、課題志向集団（課題の達成を目的とした集団）、集団志向集団（人が集まり、自由に交わり過ごせる場を志向する集団）、力動的集団（対象関係論、力動理論や精神分析理論などを基盤とした集団）など目的により選ぶことになる[18)19)]。手法も無数になるだろう。大切なことは、病院間交流や施設間交流、そして、地域、県、全国の交流の場をつくることにより、さらにピア・サポートの持つ力は深化していくものと考える。

　人間は人と人の間に生きる生き物である。倒れたときは、人の支えを

持って立ち上がり、生きる力をもらい、歩み始めるからである。歩み始めると、倒れた人、倒れそうになっている人に手を差し伸べながら歩む。共に生きる喜びを持って、悔いなき充実の人生を歩む。価値ある人生を全員が勝利で飾る。志向する。人は500万年の昔からそうして歩んできた。そういう意味からも集団リハビリは、今後とも決してなくしてはならないし、これからますます必要となると考えている。

◇参考文献

1) 多田富雄, 鶴見和子：邂逅. 藤原書店, pp8-47, 2003
2) 澤　俊二, 大仲功一：リハビリテーションとQOL. 臨床看護　33：1876-1882, 2007
3) 細田満和子：脳卒中を生きる意味―病いと障害の社会学. 青海社, pp377-383, 2006
4) 長谷川幸介：区民活動と地域の力―「区民と行政の協働」がもたらすもの. 職員研修「協働推進」講演会記録, 2006
5) 大田仁史：地域リハビリテーション原論　Ver.4. 医歯薬出版, pp29-51, 2006
6) 澤　俊二：「私の視点」リハビリテーション医療「集団療法」除外は時代に逆行. 朝日新聞, 2007年6月13日付
7) Shunji Sawa：POINT OF VIEW Rehabilitation patients being short-change. The Asahi Shimbun, July1-2, 2006
8) 澤　俊二, 磯　博康, 伊佐地隆, 他：慢性脳血管障害者における心身の障害特性に関する経時的研究―リハビリテーション専門病院の入院・退院時比較. 日本公衆衛生誌　50：325-338, 2003
9) 澤　俊二（編著）：地域リハビリテーションの源流―大田仁史と勇者たちの軌跡. 三輪書店, pp122-201, 2006
10) 澤　俊二, 大田仁史：介護保険制度発足前機能訓練事業全国調査・意識調査. 澤村誠志, 大田仁史（監修）：B型機能訓練事業支援推進ガイドブック. 日本理学療法士会, 日本作業療法士会, pp52-60, 2000
11) 大田仁史：老人保健法にもとづく「機能訓練事業」報告書（2）. 茨城県立医療大学, 2001
12) 飯田紀彦, 小橋紀之, 公文　康, 他：高齢脳血管障害患者におけるQuality of Life (QOL) ―新しい自己評価式質問表の検討. ライフ・サイエンス　29：1053

-1060，1991
13) 大田仁史：リハビリテーションとは．日本リハビリテーション病院・施設協会（編）：これからのリハビリテーションのあり方．青海社，pp2-6，2004
14) 大田仁史：新・芯から支える―実践リハビリテーション心理．荘道社，pp1-140，2006
15) 南雲直二：社会受容―障害受容の本質．荘道社，pp33-48，pp115-228，2002
16) 河本のぞみ：検証 訪問リハと訪問看護―リハビリテーションの現場をたずねて歩いた！ 三輪書店，pp142-161，2007
17) 竹田徳則：趣味活動．近藤克則（編）：検証「健康格差社会」介護予防に向けた社会疫学的大規模調査．医学書院，pp53-58，2007
18) 山根　寛：集団療法の成り立ちと作業療法．OTジャーナル　37：770-775，2003
19) 山根　寛，香山明美，加藤寿宏，他：ひとと集団・場 第2版―ひとの集まりと場を利用する．三輪書店，pp1-11，2007

第2章

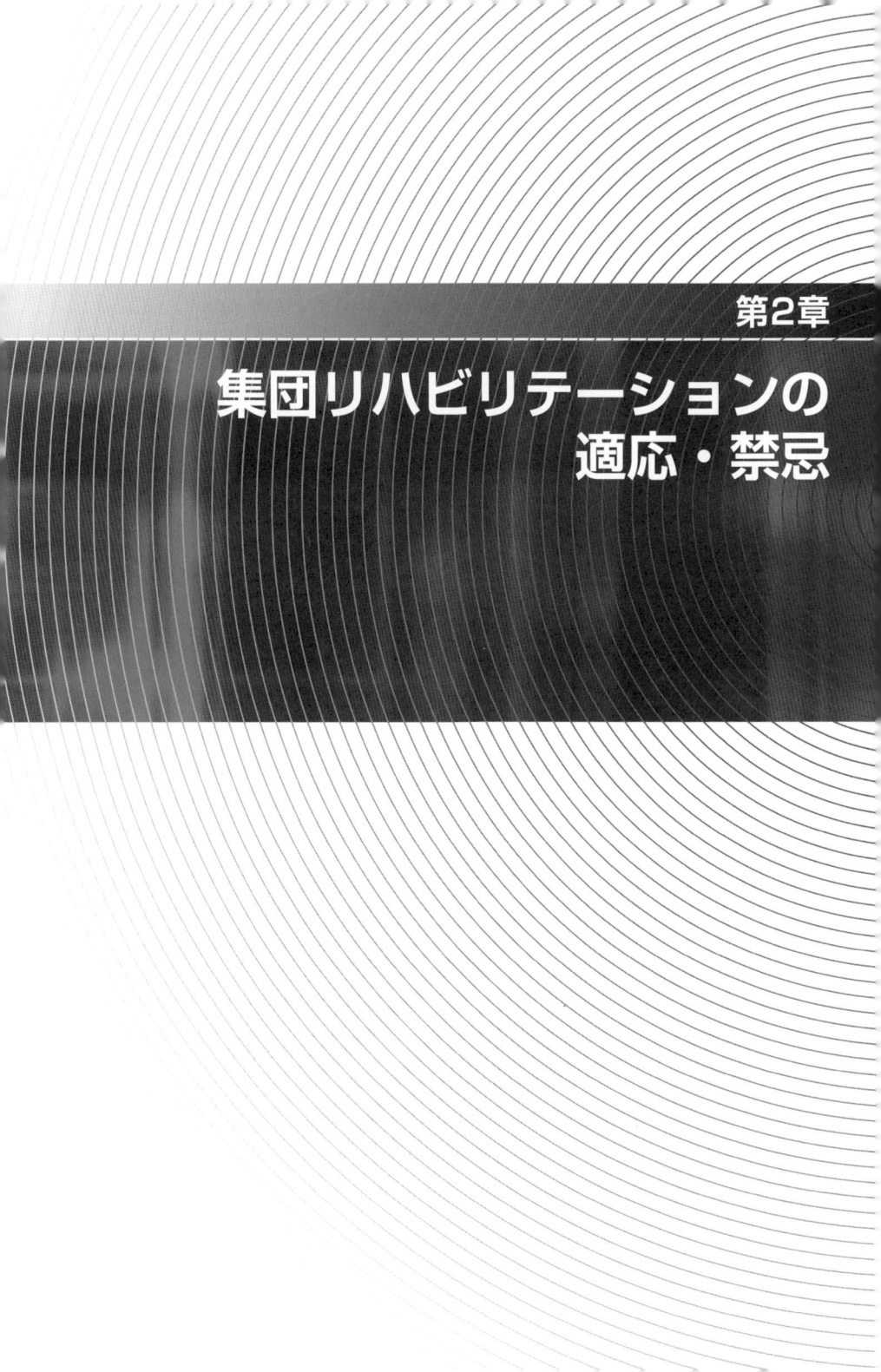

集団リハビリテーションの適応・禁忌

集団療法の適応・禁忌

茨城県立医療大学保健医療学部
医科学センター講師, 医師 山川百合子

I. リハビリテーションにおける集団療法の意味

　「人間は社会的動物である」とは古代ギリシャ哲学者のアリストテレスの言葉である。ある時は親や子どもとして、ある時は部下として、ある時は友人として、状況や場面によってさまざまな役割を果たして社会という集団を形成しているのが人間なのである。逆にいうと、人間は集団なしでは生きられないという動物でもあり、集団がもっとも得意な動物といってもいいかもしれない。

　集団というとどういうイメージを持つだろうか。集団心理、集団ヒステリー、集団規範、集団行動などさまざまに使われる「集団」。心理学事典によると集団とは二人以上の人々により形成される集合体で、持続的な相互作用、規範の形成、共通の目標と目標達成のための協力関係が存在、地位や役割分化と全体の統合、外部との境界の意識、集団への愛着が存在、という特性があるという[1]。つまり、単なる人が集まっているだけでなく、そこに社会が存在しているものが集団である。たしかにそうだろうが、何かちょっとわずらわしさも感じる。特に他人とは違う個性を発揮することが評価される現代の若い世代にとっては、個人の自由が制限されるような苦手意識を持ってしまうかもしれない。

　最近の脳科学の発展で、実は人間にはこの集団として生きていく機能が本能的に備わっており、集団がもっとも得意な生物だということが解明されつつある[2]。進化の過程でヒトを含めた哺乳類には相手の苦痛に同情して助けようと行動する脳の回路が存在するというのだ。その感情

を脳から他人の脳へ伝染させる神経回路を「ミラー・ニューロン」と呼ぶ。

このミラー・ニューロンを介して、相手の悲しい仕草をみると仕草をしている人の脳と同じパターンとなり、まるで自分が同じ目にあったように同じように悲しみを抱く。これにより共感が生まれ、相手の気持ちになって助けたいという気持ちになる。ミラー・ニューロンは哺乳動物でも特に人間は発達しているため、多様な集団に属しながら柔軟性のある対応ができる社会的技術があるというわけである。まだ仮説であり、対応した脳の構造が確定しているわけではないが、ダニエル・ゴールマン[2]はこのミラー・ニューロンを含めた脳の領域を「社会脳」と名づけている。自分の子どもでなくても、赤ちゃんが笑っていると思わず周囲の人が笑顔になっているのはよくみる光景であろう。また、イヤホンで両耳を塞ぎ音楽を聴いていても、周囲の不愉快な視線でふと不安になる。怒鳴り声を聞いているだけで自分が怒鳴られる対象でなくても、脳が反応し嫌な気持ちになる。そして人が困っているとわかれば、自分も同じように感じ、ある人は助けようとする。つまり、人間は他人からの感情に脳の回路が動かされ、行動も左右されるのである。また、このようにヒトが進化により発達させた共感能力や社会的知性は、他の種と違い、立って歩くのさえ生後すぐにはできないという、ある意味弱い人間が進化の中で獲得した集団におけるサバイバル技術でもあるといえよう。したがって、人間が集団から離れて生きていこうとしてもそれには無理があるといえる。

ここで語る集団療法は、人間の脳にも刻み込まれている集団での社会的能力をリハビリテーション（以下、リハビリ）分野に有効に使おうというのである。がらんとした部屋にたった独りで黙々とリハビリ訓練をしている人がいるとしよう。やはりその人だって近くを通った人に「が

んばっているね」と言われたり、その効果を誰かに知ってもらえばさらに効果が上がり、訓練が続けられるのではないだろうか。患者同士でも他の患者がよくなれば瞬間的にまずは同じうれしさが伝わる。それをその後、素直に自分の意欲向上としていくか、ひとひねりして自分はそうはいかないと悲観的になるかは個人の特性による反応の違いであろう。

　ところで、人の心を扱う診療科の代表に精神科があるが、精神科領域では古くから集団療法を取り入れてきた。デイケア、生活技能訓練や病棟作業療法はすべて集団療法である。個人療法は精神療法（カウンセリング）や薬物療法などである。また、特殊なものとして集団精神療法という精神分析学的な技法を取り入れ、心に働きかける療法もある。これは筆者の個人的な経験であるが、ようやく急性期を中心とした精神科病院での薬物療法ができるようになった頃に、デイケアの担当医として初めて集団療法に関わることになった。デイケアは慢性期の患者ばかりだから研究にならない、デイケアで医者のやることはないなどさまざまにいわれての出発であった。初めは精神科医が、一緒に料理や話し合いに参加することがどれほどの意味があるのかと思った。しかし、そのうちに自分が病院や外来で診た患者が、デイケアという集団の一員、つまりメンバー（精神科デイケアでは患者ではなくメンバーと呼ぶ）として生き生きとしているのをみた。外来では言葉少なくうつむき加減の患者が、デイケアでは先輩として他のメンバーに教えたり、相手の体調に気を遣っているのである。メンバー同士の関係の中に外来ではみられない表情や姿がみえたりした。1対1の診察室では医師と患者という処方する、されるという一方的な関係が、デイケアでは同等とはいかないまでも患者も医師をはじめとする多職種のスタッフにかなり近づいた関係となっていた。これを考えるとリハビリにおいても、1対1の個別の訓練の場面ではみられない個人の特徴が集団療法であらわれる可能性がある。こう

やってさまざまな場面で、それぞれにたくさんの役割を持ってこその人間なのである。地域で、家族の一員として病気の前とまったく同じ役割になるのだろうか。いや、自宅に帰っても、復職をはたしても、もう一つ障害者としての重い役割も付け加わるのである。その重い役割を軽くするためには単なる個別の精神療法やリハビリ訓練では不十分である。どんな障害であれ、最後は社会という集団で生活をしていくのである。リハビリは本来、地域社会における生活の再構築を意味する。社会的存在の人間である限り、集団療法はリハビリにとって大きな意味を持つと考えられるのである。

II. リハビリテーションにおける集団療法の利点
―脳卒中後のうつ状態の観点から

　リハビリの最終目標は個人のQOLの向上を図ることである。集団療法もQOLの向上が目標となるが、もう一つ心の回復力にも大きく貢献する可能性がある。ここで集団療法を施行する背景となった研究を紹介する。これは筆者による茨城県立医療大学での脳卒中後のうつ病の臨床的研究である[3]。

　リハビリの現場にいる方はもうすでに気づいていることだろうが、身体的なADLが上がったからといって必ずしもQOLが上がるとは限らない。逆にうつ状態にさえ陥ることもある。この脳卒中後のうつ状態はリハビリを大きく阻害し、寝たきりだけでなく生活全体の質の低下を招くものである。このうつ状態の原因としては、日本がリハビリの社会的システムを導入するに当たり、参考としたドイツにおけるリハビリ心理学の考え方がわかりやすい[4]。図1のように急性期には脳卒中発症直後から脳そのものの損傷により意欲低下を中心としたうつ状態が起こる。回復期は脳卒中で後遺症が残ることを認識し、早急な回復に期待すること

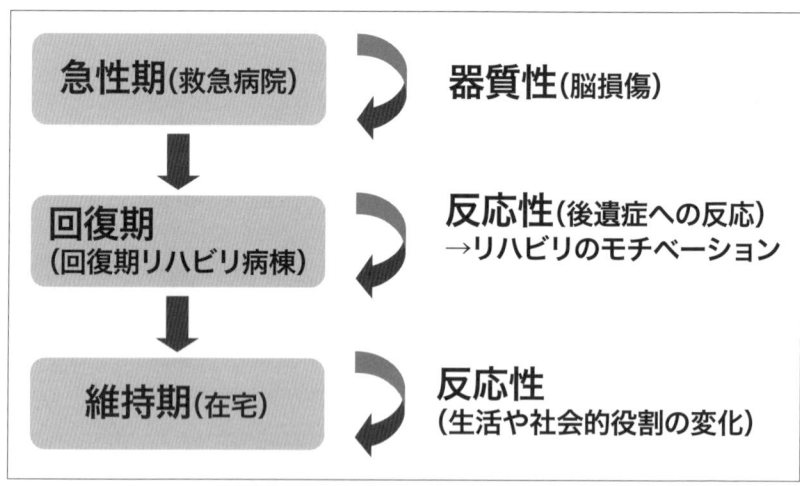

図1 脳卒中後うつ病のメカニズム

急性期(救急病院) → 器質性(脳損傷)

回復期(回復期リハビリ病棟) → 反応性(後遺症への反応)→リハビリのモチベーション

維持期(在宅) → 反応性(生活や社会的役割の変化)

Herrmann M, et al：Depressive changes in stroke patients. Disabil Rehabil, 15：55-66, 1993

　でリハビリへの動機づけが生じる一方で、リハビリを行っても障害が残るという事実に直面し、新たに心因性のうつ病が発症しやすい。さらに在宅へ移行する時期には障害者として家庭、地域で生活するうえでの役割喪失が契機になって心因性のうつ病が起きやすい。このように時間的な推移とその原因が複雑にからんでいる。
　そこで、筆者は回復期リハビリ病棟に入院した脳卒中患者について入院時と退院時のうつ状態やADL、認知機能、QOLの変化をみたところ、全体の約3割がリハビリでADLや認知機能が同じようによくなっても、退院時にうつ状態が悪化していることがわかった（図2-1～2-3）。しかも図2-1のようにうつ状態の悪化群（実線）の動きをみると、入院時には正常域だったものが、退院時には一気にうつ状態まで悪化しているのがわかる。QOLについてはうつ状態の悪化群（実線）も悪化しなかった

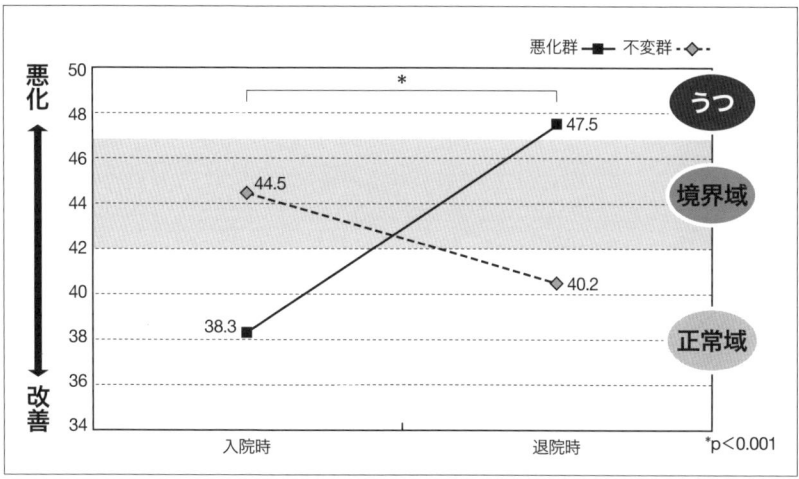

集団リハビリテーションの適応・禁忌

悪化 ← → 改善

悪化群 ―■― 不変群 ‐◇‐

うつ
境界域
正常域

*p<0.001

入院時　退院時

38.3 → 47.5
44.5 → 40.2

図2-1　抑うつ状態(SDS)の変化

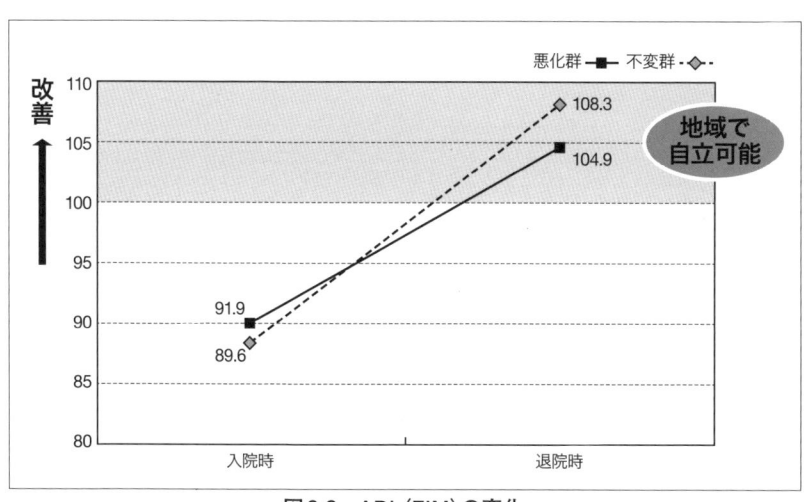

改善 ↑

悪化群 ―■― 不変群 ‐◇‐

地域で自立可能

91.9 → 104.9
89.6 → 108.3

入院時　退院時

図2-2　ADL(FIM)の変化

第2章

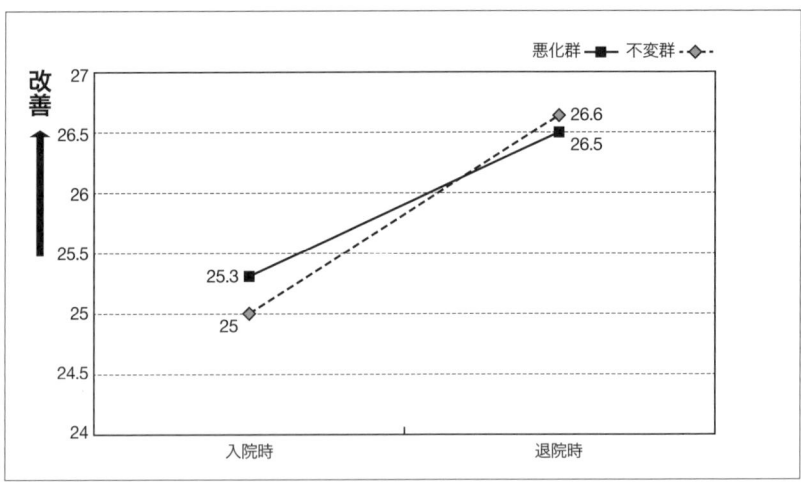

図2-3 認知機能(MMSE)の変化

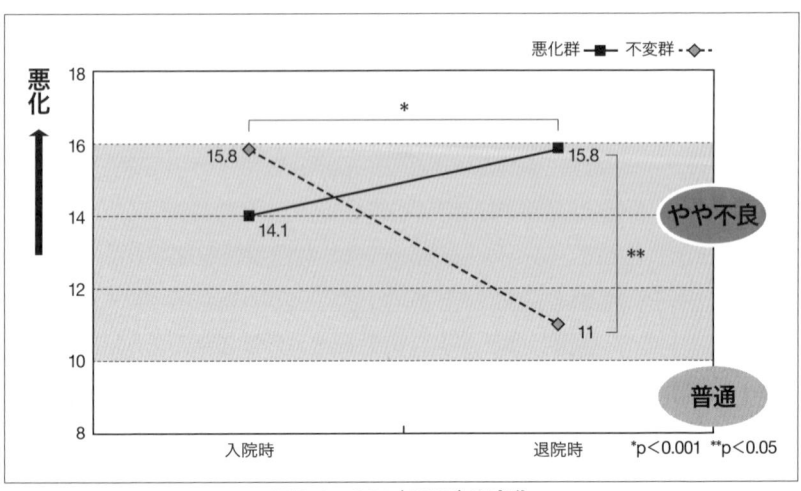

図2-4 QOL(QUIK)の変化

$^{*}p<0.001$ $^{**}p<0.05$

群もどちらも不良の領域で推移はしているが、うつ状態の悪化群は入院中にQOLが悪化していることがわかる（**図2-4**）。つまり、リハビリ病院への入院時には元気いっぱいで、リハビリにも意欲的でADLも認知機能も向上する。ところが、退院の前になると3割近くが気分が沈み気持ちが後ろ向きになってしまい、リハビリ本来の目的であるQOLも悪くなるということなのである。このような退院時のうつ状態は、そのままにしてしまっては在宅でQOLが上がることは期待できない[5]。しかも退院近くでは、入院中に薬物療法や個別の精神療法などの介入をして経過をみる時間的余裕もない。このような時にこそ集団療法が有効である。なぜなら一度に複数の患者の顔をみて話ができるという時間的にたいへん効率のよい療法になるからである。しかもリハビリの現場は多職種の専門家がそろっているのである。このリハビリ病院退院に向けての集団療法の具体的な手法については第3章を参考にされたい。

　これ以外にもさまざまな方法やシチュエーションはあるだろうが、漫然とただ集まってやるだけでは集団処遇であって集団療法ではない。そこに体操、リハビリ訓練や話し合いを介して個々の生活の中からストレスや障害を負った無念の思い、そして共感を引き出していく方向性が必要である。さらに集団の何が治療的に効果があるのかは、**表1**のように集団精神療法の大家であるヤーロムが挙げている11項目がわかりやすい[6]。病院内の集団療法においては、同じ立場の集団を形成しているため、特に**表1**のうち、①希望をもたらすこと、②普遍性、③情報の伝達、⑧対人学習、⑩カタルシスなど特に自分だけが悩んでいるのではないことや、重い現実を直視するたいへんさを分かち合う因子が重要である。

　地域においては家族や地域の人々との関係も含めさまざまな環境の中で悩みも広がりを持つことから、③情報の伝達、④愛他主義、⑤初期家族関係の修正的繰り返し、⑥社会適応技術の発達、⑦模倣行動、⑪実存

表1 集団療法の治療的な因子

①希望をもたらすこと	他の患者がよくなるのをみて、自分もという希望を持つ
②普遍性	自分一人が悩んでいるのではない
③情報の伝達	情報の交換
④愛他主義	他の患者を助けて、自分が役に立っている
⑤初期家族関係の修正的繰り返し	自分の家族の中で体験したことの繰り返し
⑥社会適応技術の発達	人付き合いが上手になる
⑦模倣行動	人のまねをしながら自分の行動を考える
⑧対人学習	対人関係から学ぶ
⑨グループの凝集性	グループがばらばらにならないこと
⑩カタルシス	語ることによって重荷を下ろす
⑪実存的因子	究極的には自分一人で現実に対決し、責任を取る

(近藤喬一,鈴木純一(編):集団精神療法ハンドブック.金剛出版, p73, 2006／アーヴァン・D・ヤーロム,ソフィア・ヴィノグラードフ(著),川室優(訳):グループサイコセラピー—ヤーロムの集団精神療法の手引き.金剛出版, pp23-24, 2006)

的因子など自分も他者に対して役割を持ち、障害の有無にかかわらず、地域の中の一人として生きていく方向性の因子が重要であると考えられる。

Ⅲ. 集団療法の注意点

　ここで集団療法についての注意点をいくつか指摘しておく。そもそもいろいろな集団療法があり、特にリハビリにおける集団療法の方法論が確立していないため、具体的な注意をすることはできない。しかし、いつでもだれでも障害者が集団で仲よく支え合ってという聞こえのよい言葉だけではすまされないことがあることも、集団療法を施行する治療者は心に留めておく必要がある[7]。

　まず、治療者は基本的には常に患者のいうことを聞く姿勢が大事である。教えるという一方的な関係になったり、治療者の人生論を語ってし

まったりすることもあるので、常に患者との関係や距離感を意識する必要がある。また、カリスマ性を持ちすぎてはいけない。当然、最初はこの先生なら参加しようという動機があってもいい。初期は参加することが大事なので、動機はなんでもよい。しかし、集団療法を継続していくためには、ある治療者が不在であっても他の治療者が対応できるように普遍化の方向を持たせていくように心がけるべきである。このためには集団療法の方法や反省など記載をしていつでもその情報が伝達できるようにする。情緒的側面も大事であるが、療法である以上、冷静に評価や分析をしていくことが大切である。

　筆者自身も時々経験するが、集団の引力に引っ張られ、治療者としての自分の主張を抑えてしまい、雰囲気を壊さないようにこう言わなくてはいけないなどと義務的な発言をしてしまってはいけない。集団で決定するとその平均値になると思いがちであるが、患者間の競争心理が極端化を進めてしまうという「集団決定の極端化現象」も起こり得る。したがって、集団という固定化されたものの中で極端化してよいかどうかの検証を促すことも必要である。蛇足ながら治療者は心も健康で余裕を持つことである。当然であるが、ただメンバーの話を聞いて自分探しや自分が癒されたいために参加してはいけない。

　患者の集団療法の適応については、意識レベルが不安定で注意障害で大勢の前では大声をあげるなど、感情のコントロールが困難な時期には集団療法には向かない場合もある。これは集団療法というからには、周囲の人が複数いる所に一定の時間はいなくてはならないため、こちらが考えている以上に刺激が多すぎてしまうからだ。特に高次脳機能障害が存在する場合には、いろいろな療法士が担当するリハビリ自体が本人を困惑させることもある。1、2年目は集団療法の中で急に怒り出したが、3年目になって集団療法に参加して問題がなかった例や、他のメンバー

が人に攻撃する姿をみて自分へのフィードバックができて問題行動が減っていく例はよく経験する。集団療法の参加条件をつくったり、処遇困難例として排除するのではなく、参加時期も大事と考え、治療者側の懐を深くして対応するべきである。また、集団療法に参加を希望しない場合については、無理強いをしないことも大事だが、初めから気が進む人はそうたくさんはいないと考え、一度でもいいから体験的にでも参加を促していくことが望ましい。一度の参加でも集団療法への考え方を聞くことが本人の心を動かすことにもつながっていくのである。一方、集団療法というと主治医の存在が薄くなる可能性もある。そこで、集団療法への参加前に担当医とやりとりをして、現在の症状や注意点を聞いておくことや、集団療法の後のフィードバックをしていくこともチームとして当然のことである。

Ⅳ. 最後に

リハビリの集団療法の究極の目的は心を動かすことである。しかし、心を扱うときに集団療法には一つのパラドックスがあるという[8]。つまり、集団の中で自分の気持ちを話すことは、言葉にした時点で自由さを失ってしまうともいわれている。例えば、阪神大震災における心のケアのあり方として「精神やメンタルを表に出さない、その人の生活に沿って、その人が困っていることに即して、その中でメンタルヘルスを考えていくことが重要」といわれている[9]。つまり、リハビリにおいても表に障害受容や障害の克服などを挙げて「心情を語り合いましょう」と、人前で心情を吐露し、共感し合ってなどということはうまくはいかない。したがって、「生活をどう営んでいくか」をメインテーマとして生活に視点を当ててさまざまにアプローチしていき、その中で次第に自らが語る心情

を支えていくことが重要である。そのアプローチの一つが集団療法なのである。

近年リハビリにおける集団療法については、その効果について着々とエビデンスが構築されている。海外では家族も含めたリハビリ[10)][11)]や失語症[12)]で、国内では地域における集団訓練[13)]、集団精神療法[14)]、家族を含めた体操教室[15)]、さらに回復期リハビリ病棟における集団作業療法[16)][17)]などで研究が行われている。多職種のチーム医療というリハビリ自体が集団での治療が得意な分野である。今後事例を積み重ねていくことで、ますますリハビリにおける心の回復力をパワーアップする集団療法が発展していくことを祈っている。

◇参考文献

1) 中島義明, 安藤清志, 子安増生（編）：心理学事典. 有斐閣, p385, 2003
2) ダニエル・ゴールマン（著）, 土屋京子（訳）：SQ 生き方の知能指数―ほんとの「頭の良さ」とは何か. 日本経済新聞出版社, 2007
3) 山川百合子：悩める現場から―現場のリハスタッフを支える精神科セミナー～ワンポイントレッスン リハビリ病院の退院時うつへの取り組み. 地域リハ 2：253-255, 2007
4) Herrmann M, Wallesch CW：Depressive changes in stroke patients. Disabil Rehabil 15：55-66, 1993
5) 澤　俊二, 磯　博康, 伊佐地隆, 他：脳血管障害発病1年時の介護保険利用別にみたうつ状態とQOLの比較― The IBARAKI Stroke Rehabilitation Follow up Study. 茨城県病医誌 19：49-57, 2001
6) アーヴァン・D・ヤーロム, ソフィア・ヴィノグラードフ（著）, 川室　優（訳）：グループサイコセラピー――ヤーロムの集団精神療法の手引き. 金剛出版, pp23-32, 2006
7) 近藤喬一, 鈴木純一（編）：集団精神療法ハンドブック. 金剛出版, pp39-43, 2006
8) 伊藤哲寛：集団精神療法の周辺で―集団のパラドックス. 集団精神療法 12：18-22, 1996

9) 安　克昌：災害精神医学入門―阪神大震災の経験を中心に．新宮一成，角谷慶子（編）：精神の病理とわたしたちの人生．ミネルヴァ書房，pp180-206，2003
10) D'Afflitti JG, Weitz GW：Rehabilitating the stroke patients through patient-family groups. Int J Group Psychother　24：323-332, 1974
11) Evans RL, Bishop DS, Matlock AL, et al：Prestroke family interaction as a predictor of stroke outcome. Arch Phys Med Rehabil　68：508-512, 1987
12) Borenstein P, Linell S, WährborgP：An innovative therapeutic program for aphasia patients and their relatives. Scand J Rehabil Med　19：51-56, 1987
13) 高階恵美子，島内　節，早坂律子：地域リハビリテーションにおけるグループ活動の評価．保健婦雑誌　45：304-311，1989
14) 納戸昌子，原まりこ，功刀　浩：身体障害者のリハビリテーションにおける集団精神療法の試み．作業療法　9：118-123，1990
15) 山川百合子，南雲直二，澤　俊二：集団による機能訓練の評価―健康関連QOLと情緒支援ネットワーク．均衡生活学　2：17-22，2005
16) 相原育依，村木敏明，黒澤也生子，他：回復期リハビリテーション病棟における集団作業療法により抑うつ状態が改善した脳血管障害女性の1例．茨城県病医誌　24：73-79，2006
17) 黒澤也生子，村木敏明，灘村妙子，他：回復期リハビリテーション病棟における集団活動が脳血管障害者の心理・社会機能に及ぼす影響．OTジャーナル　41：158-166，2007

第3章
集団リハビリテーションの実践例

病院、地域での集団リハビリテーション
笑顔と元気を取り戻そう

尾道市公立みつぎ総合病院リハビリ部次長，作業療法士　村上重紀

I. はじめに

　与えられたテーマは「集団リハビリテーションの実際」である。

　われわれはリハビリテーション（以下、リハビリ）において、どんな場合も、どんな人にも笑顔と元気を提供したいと考えている。それには人と人との交流から生まれる不思議な力が不可欠だ。われわれはその力を信頼し、取り組みの中で確信もしてきた。

　今回、地域包括医療、地域リハビリを実践している当院（尾道市公立みつぎ総合病院）での活動を集団リハビリに焦点を当て、病院・地域での取り組みを事例や写真を示して具体的に紹介する。また、それらの実際に関わる問題についても私見を付してみたい。

II. 病院で

　当院の療法士は関係施設（図1）すべてに関わっているが、集団リハビリはそのほとんどにおいて実施される。

　さて、集団リハビリとは集団療法と同義だろうか。集団療法は集団の持つ力を活用して治療に生かすことであるから、少なくとも提供者は集団療法、グループ療法の戦略に精通しておかなければならない。両者が同義だとすると、筆者は集団リハビリの力は十分知っているが、集団療法の専門家ではないので、その任を果たすことはできないかもしれない。なにより一般病院では、医療保険の対象から理学療法と作業療法の集団

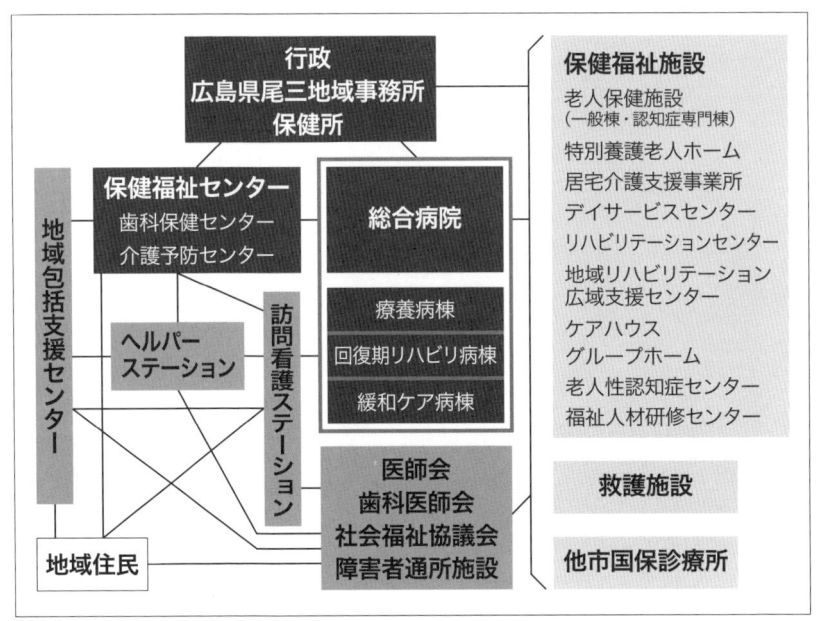

図1 公立みつぎ総合病院を核とした地域包括ケアシステム
（保健・医療・福祉の連携・統合システム）

療法は消えてしまった。

　しかし、集団療法は消えても病院やリハビリセンターでは定期的に集団でのリハビリを実施している。皆で行う体操は楽しいし、気持ちも高揚して励みになる。障害を抱えた体で人前に出る、皆の輪の中に入るのは緊張するが、これは地域へ戻る準備体操でもある。人を見たり、見られたりしていろいろ考える。不自由な身体やつらさは自分ひとりではない、と励まされる。人のことを思いやる。相互了解の場ともなる（**写真1**）。

　レクリエーションも同様に定期的に行われる。皆と一緒だと声も力も出やすい。治療とリハビリの毎日の中で束の間笑顔が生まれる。ここでは病棟やリハビリ室ではただ患者の役割をしていた人が主役になれる。そ

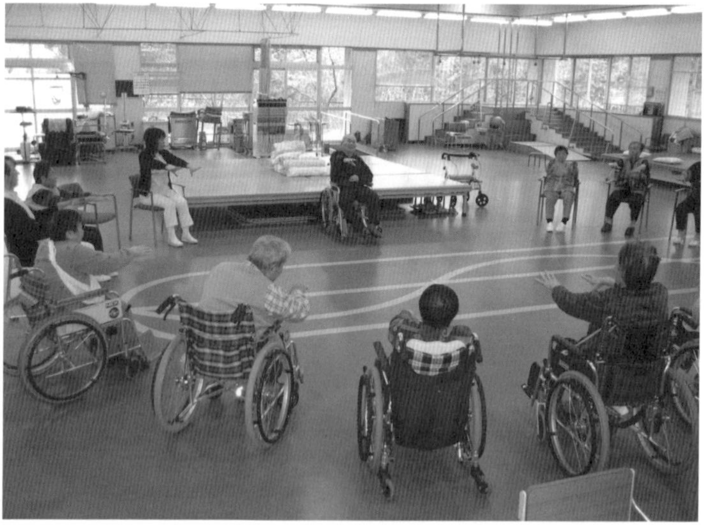

写真1　リハビリテーションセンターで定時の集団体操

　の個性の発揮と身体の動きに担当療法士も周りも驚くのがレクリエーションの力だ（**写真2**）。
　集団療法については、現在、癌患者や認知症者と家族が集い、情報交換や心のケアの場やグループ療法の必要性が提唱されている。リハビリにおいても集団療法を認めていただきたい思いは共通であるが、認められないからといって現場がやめることはない。困るのは個別療法がリハビリで、集団療法はリハビリではない、としていること。診療報酬上の集団療法の軽視は、実際の場面での集団の活用による取り組みの否定や後退につながる。ぜひ制度面での再考を願いたい。

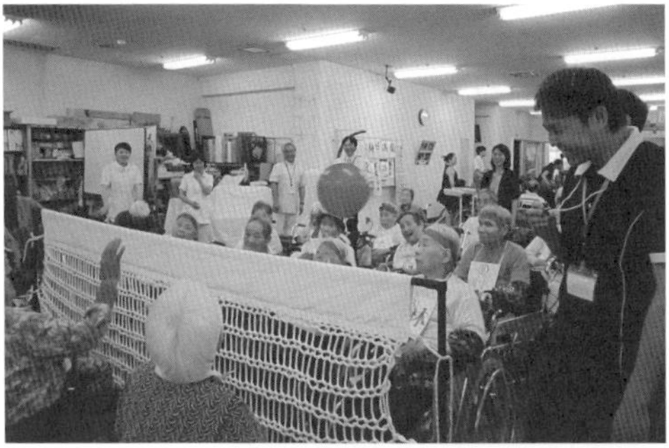

3-1 病院、地域での集団リハビリテーション―笑顔と元気を取り戻そう

施設でのレクリエーション

施設外のチームも参加した年に2回の風船バレー大会。今回で43回目になる。

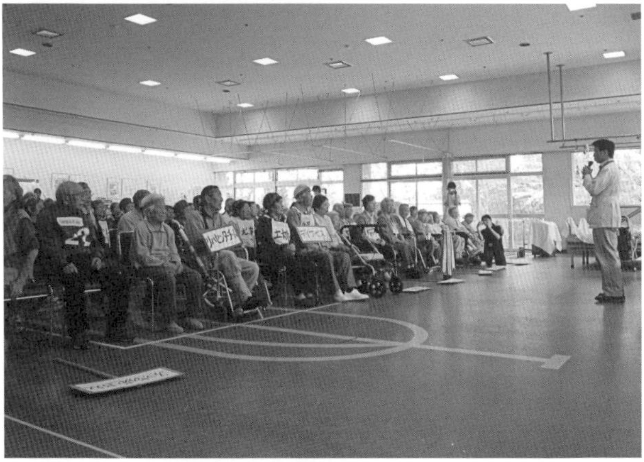

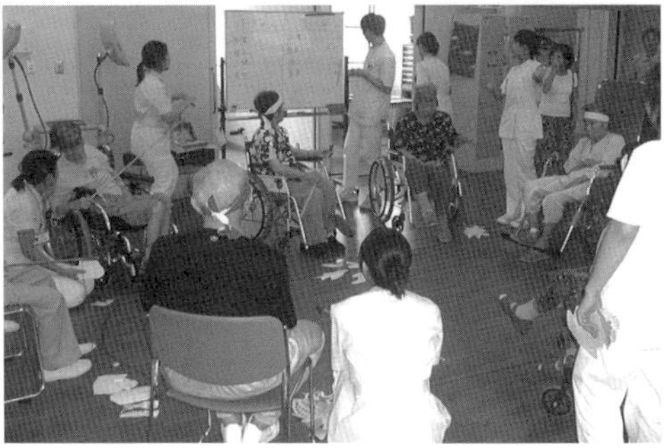

病院でのレクリエーション

写真2　レクリエーションの様子

第3章

> ### Column 1 「個別機能訓練加算の意図するものは？」
>
> 　特別養護老人ホームや通所介護には個別機能訓練加算というものが認められている。この個別機能訓練加算についての行政や保険者の解釈は概ね以下のようになる。「1日に何分でもよいから個別に体操すること、個別にいすや便座からの立ち上がり訓練を行うこと、個別に関節可動域の改善訓練を行うこと、など」。ここには生活とリハビリについての想像力の欠如がある。いったい、担当者は利用者の生活機能向上ということをどう解釈しているのか。週に一度起立訓練をすると、家庭や、施設で暮らしているお年寄りに笑顔が、元気が生まれるのか。リハビリとは、生活を活性化し対人関係を豊かなものにすることである。そのような取り組みをこそ広くリハビリ加算とするべきであろう。

Ⅲ. リハビリテーションセンター外来で

　作業療法室はもともと集団リハビリの場である。それぞれの作業療法の目的や内容は異なっていても、同じ時間と空間を共有することにより自ずと同席する者は相互に影響を受けることになる。それは居心地や安心感であったり、緊張など適応技術の課題であったりする。また、共通の作品づくりなどのグループワークを行うことにより連帯感や役割意識、達成感などを高めることができる（**写真3**）。

　富川さん（仮名、63歳、女性）は40代で網膜色素変性症により全盲状態になった。中途での失明と職を失ったことで富川さんの生活はおお

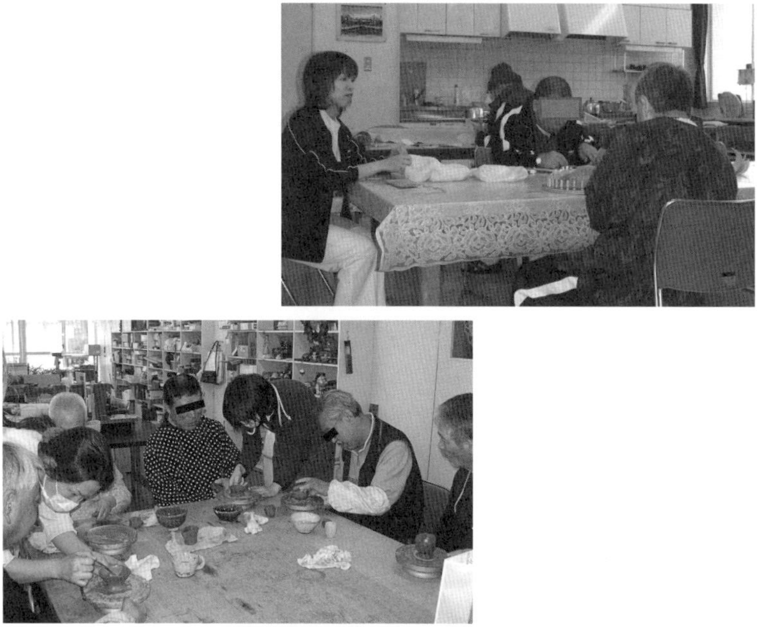

写真3　作業療法でのグループワーク

いに荒れた。情けなく、自分がいつも嘲笑され指をさされているようで、周りの者が皆敵に思えた。

　そんな富川さんを地域の保健師がリハビリセンターの外来に誘い出して10年以上が経つ。富川さんは当時のことをこう言っている。「はじめは恐かった。嫌だった。いろんな人がいるし。誰が誰だかわからず、手を握って人を確認するしかないし、なんで私が他人の手をこんなに握らんといけんのと思った。吐きそうだった」。だが、富川さんは次第に陶芸やカラオケグループになじむうちに話仲間もでき、愚痴をこぼす中で心の氷が少しずつ溶けてきた。**写真4**は富川さんが若い頃習っていた書道を再開し、町

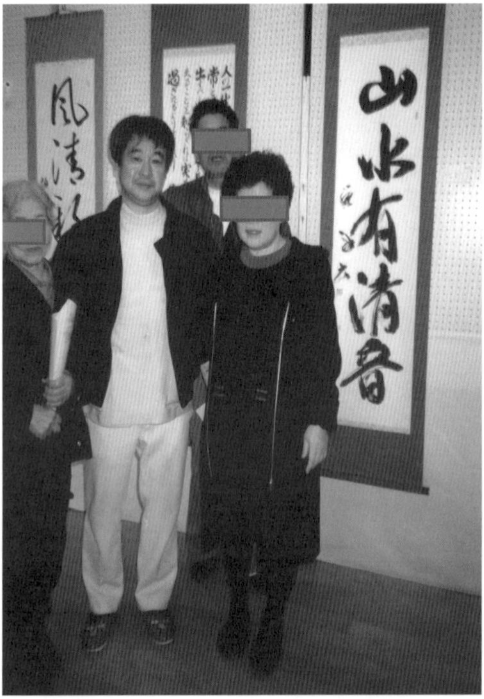

写真4　町の美術展への出品。この頃、他県の隷書大会で特選を受賞

の美術展に出品した折のものである。眼は光の濃淡くらいしかみえない。当初、書字の際はご主人に手伝ってもらいながら、細木で格子をつくって紙に当てバランスを想定していたが、現在は「夫は不要」だそうだ。

Ⅳ. 通所リハビリ（デイケア）で

　今日、デイケアのリハビリは個別リハビリが花盛りだろう。利用者の生活機能を高めることを目標にした個別リハビリが必要なことに異論はない。しかし、通所はその利点を生かすことで本来の機能を生かすこと

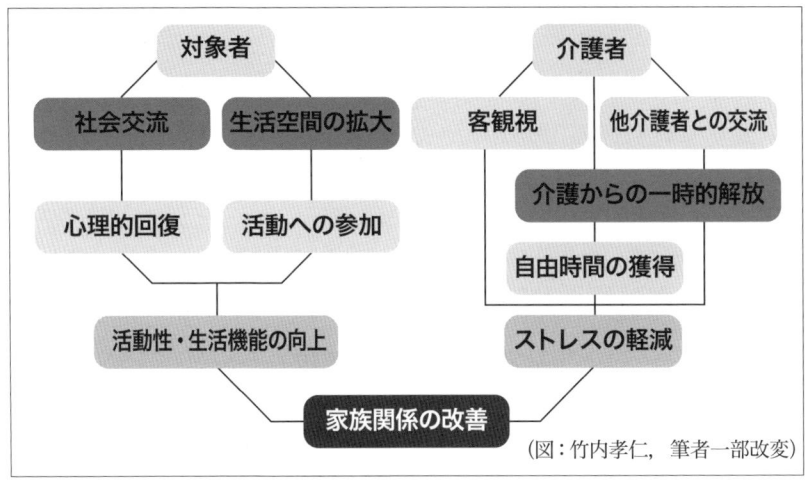

図2 通所ケアの利点

(図:竹内孝仁,筆者一部改変)

ができる(**図2**)。通って機能訓練をするだけならば外来リハビリとなんら変わりがない。したがって、当方の通所(デイケア、デイサービス、介護予防デイサービス)では、いずれも多くの集団リハビリを混在して実施している(**写真5**)。特に若壮年層の人は高齢者の多い老人保健施設を好まない。だが、同じ年齢層の仲間を得ることにより、通所への動機づけを得、交流の中で生活が大きく動き出す。

60代の岡田さん(仮名)は2回の脳内出血で右片まひと言語障害を残した。デイケアでは最初、訓練プログラムをこなすだけだったが、同世代の人と麻雀を楽しむプログラムも取り入れるうちに互いに仲間意識が生まれた。「ともに同じ思いを持つ仲間に出会えたことは、気持ちのあせりに少しゆとりを持たせてくれた」と、デイケアを特集したある雑誌の中で岡田さんが語っていた。**写真6**は岡田さんがその同じ思いを持つ仲間と旅行へ出かけたときのものをお借りしたものだ。麻雀仲間が一足飛

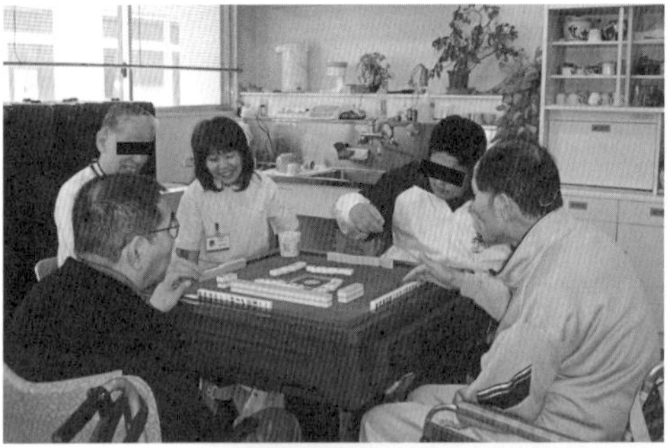

第3章

デイケアで麻雀は
若い人に人気

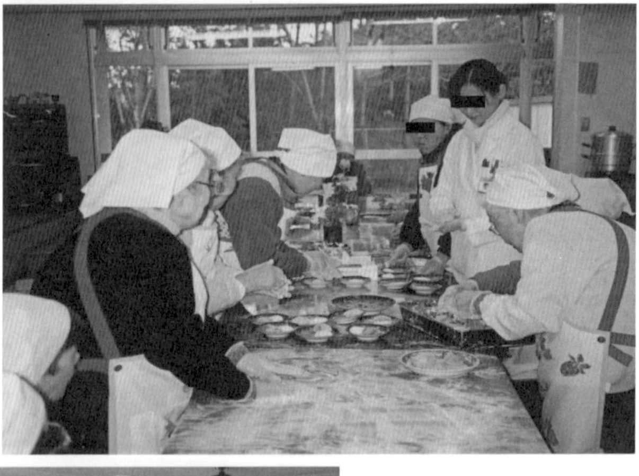

デイサービス。
皆で調理実習

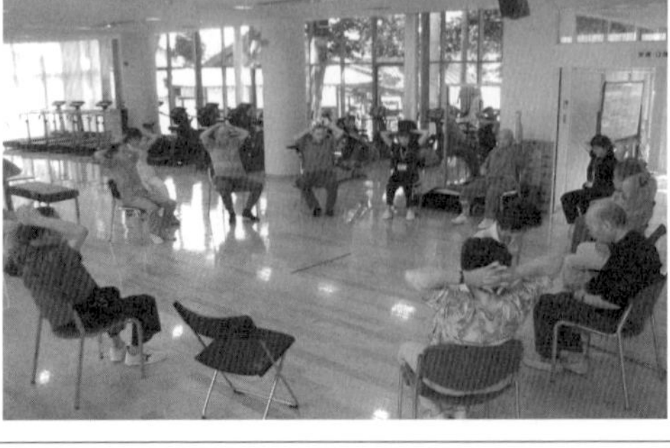

介護予防デイサービス
での体操の場面

写真5　通所での風景

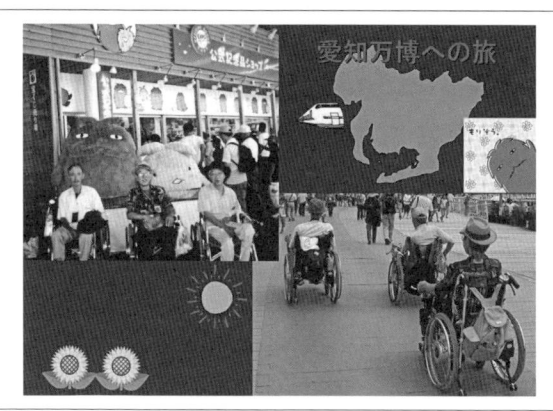

写真6　集団リハビリの仲間との旅行
（木下奈穂美氏提供）

びに旅行へ出かけたわけではない。そこまでは岡田さんの家族やケアマネジャー、デイケアや訪問リハビリの担当療法士による奮闘、奔走もあった。しかし、なにより岡田さんの背中を押したのは同じ病気で思いが通じる仲間の存在だった。個別リハビリと食事・入浴の提供のみのデイケアではかなわなかった生活かもしれない。

現在、岡田さんは「楽しいしあわせ会」なるものをつくり、仲間と食事会を開いたり一泊旅行に出かけたりしている。

V. 施設で

竹内孝仁氏によればリハビリの目的は、障害により破綻した生活の再建である（図3）。その支援がリハビリであるが、負っている障害は生活障害であるから単に機能回復訓練を行うだけではあまり意味はない。おまけに高齢者の場合、あまり機能は回復しない。

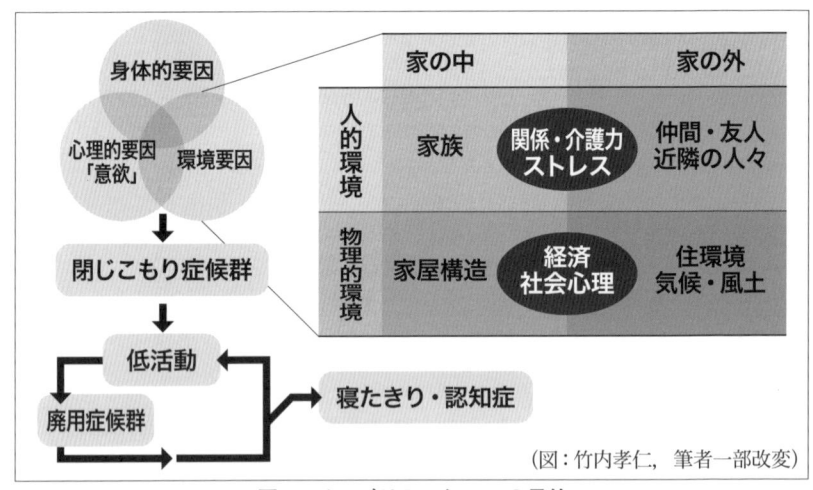

図3　リハビリテーションの目的

　回復しないからリハビリの対象ではない、というようなリハビリでは困る。そんなことはリハビリマインドにもとる。身体機能の維持や回復が難しくても、生活意欲があればよい。拘縮した心の可動域が広がればいい。不自由な体を引きずってでも生活していこうという意欲を「関係」から支えるのが施設のリハビリだ。高齢者の潜在能力は高い。だがそれは、多くの場合、機能訓練では引き出せない。それは生活や個人の意志、嗜好や価値観から離れたものであり、なにより指導を受ける、してもらう者の立場でしかないからである。人は受け身では心が動かない。
　このことを教えてくれたのが山路（仮名）さんだった。山路さんは病院の入院患者さん。脳出血で倒れ、リハビリを始めたが、訓練プログラムにのらない。意欲がない、やる気がない。病棟では性格が悪いと言われたそうだ。立とうともしないから車いすのまま、当時レクリエーションを実施していたリハビリセンターに病院から通ってくることになった。その山路

意欲がない、と言われたけれど、

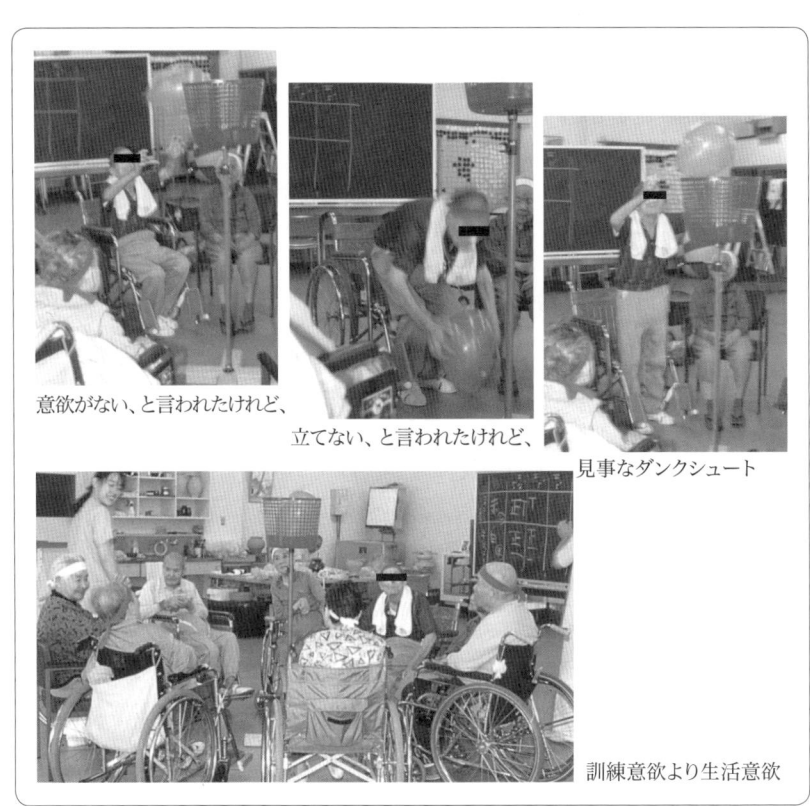

立てない、と言われたけれど、

見事なダンクシュート

訓練意欲より生活意欲

写真7　風船バスケットグループの様子

さんがリハビリセンターの風船バスケットグループに入って二度目のときの様子である（**写真7**）。山路さんはしっかり参加の意思を見せ、立ち上がり、シュートもした。抜群のバランス能力である。引き出すべきは訓練意欲ではなく生活意欲である。そのための工夫がほしい。

　集団リハビリとしてのレクリエーションについては病院の項でも触れたが、その効用はすぐれて多い。その一つが皆と楽しむこと、参加の満

足度、成功体験を得ること、いまの自分のまま認められることなどだろうか。笑顔と元気は生活に意欲を生む。そんな関係を支えるために、施設では意図された集団リハビリの「場や機会」の提供が必要なのである。

Column 2 「関係因性膀胱？」

　長谷川さん（仮名、70歳、女性）は重篤な両片まひと構音障害があった。長い入院生活を経て施設に入所した。病院では暗い部屋に留置カテーテルをつけたままずっと寝かされていたようだ。入所時の申し送りには「神経因性膀胱のため尿意なし、オムツ」とあった。だが入所して間もなく長谷川さんの尿意は完全に回復した。

　三好春樹は、介護の目指すべきは「関係障害」の克服であるとした。老いや障害により失った家族や他者との関係、社会との関係を取り戻すこと、またそのことにより自分自身との関係を回復することができるのではないかと述べている。

　長谷川さんは、入院中はおそらくただの身寄りのない世話のかかる重度障害の老人だった。だが、施設では自分がそのまま受け入れられた。周りに新しい人間関係もできた。長谷川さんはたぶん関係の修復過程の中で「関係因性膀胱」を克服したのである。

　長い入院後、病院から施設に入ってくる高齢者はこの「関係因性膀胱」が多い。

Ⅵ.「言語友の会」で

　集団の持つ力の代表の一つがピア・サポートだろう。集団療法の実践理念や活用方法については他稿や成書に譲るが、ピア・サポートがリハビリにおいて重要な事柄であり手法であることは間違いない。ピア（仲間）がどれほどの力になるかを教えてくれるのが当院の言語友の会「やまびこ」の活動である。

　「やまびこ」は最初、2名の患者さん、家族が相互の家を訪問し交流することから始まった。言語聴覚士らが失語症を抱える人には「閉じこもらない」ことと「仲間」が必要だと考えたからである。当時は会の名前もまだなく、会の内容は勉強会やレクリエーションや季節行事、1日旅行などだった。1日旅行では参加者は「車いすでも動けた」「体力に自信がついた」「ここまでできるとは思わなかった」など、旅行の楽しみに加え、自分たちの生活に自信がつくことが大きな成果となった。

　「やまびこ」は少しずつ会員も活動量も増え、その親和力を増していったが、会の活動範囲を決定的に広げてくれたのが「全国失語症者の集い」であった。1986（昭和61）年の松山大会に会員1名、言語聴覚士1名で参加して以来、会の1年の目標は皆で元気に全国大会に参加することとなり、それを軸に会員たちの生活も組み立てられたといっても過言ではない（**写真8**）。しかし、中には初めて全国大会に参加するに当たり、自宅の近隣のホテルで宿泊訓練を行い、駅の雑踏を歩く練習をしたりして参加に備えたという会員もいて、その意欲を引き出す会の力とともに、障害を負うことにより人がいかに「不安」や「喪失感」にさいなまれるのかということを思う。

　現在の「やまびこ」は会員15名に家族、言語聴覚士、そしてボランティアが加わる。目標は「笑う」「会話をする」「運動をする」ことだそう

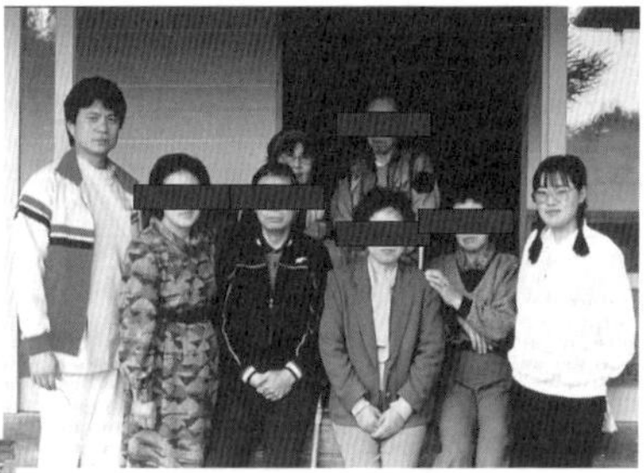

第3章

最初の頃の活動は互いの家庭訪問

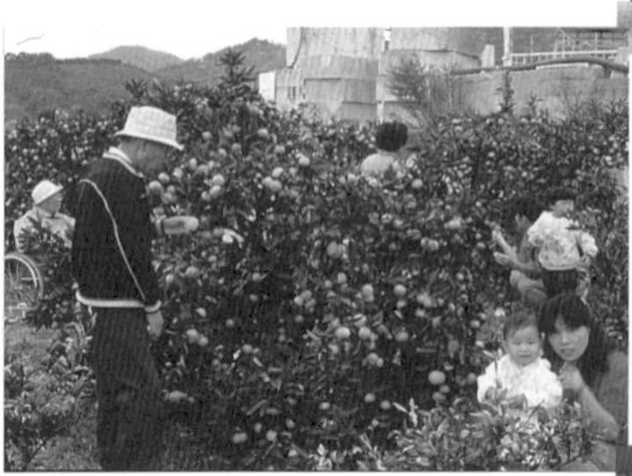

皆とみかん狩り。体力もトイレも
大丈夫だった！？

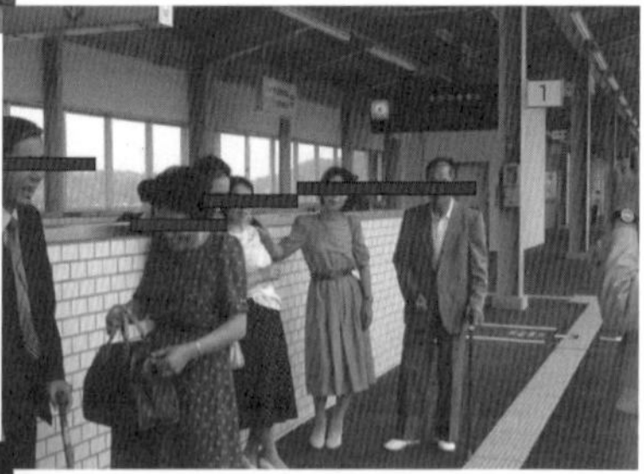

ICUを出て、何年かぶりの
スーツと新幹線

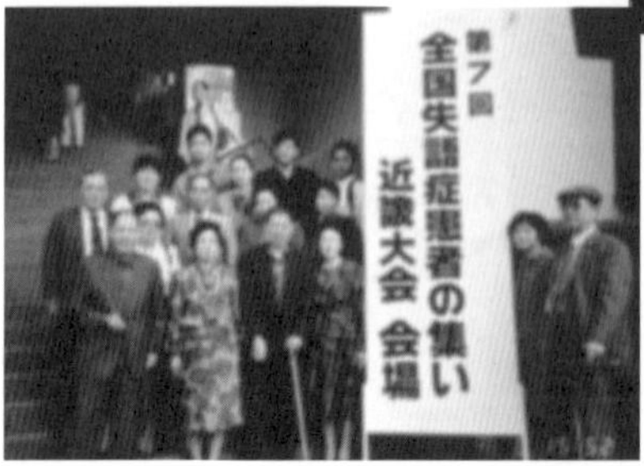

皆が行くから活動できた。来年の目標ができた

写真8　言語友の会「やまびこ」の発展
（「やまびこ」提供）

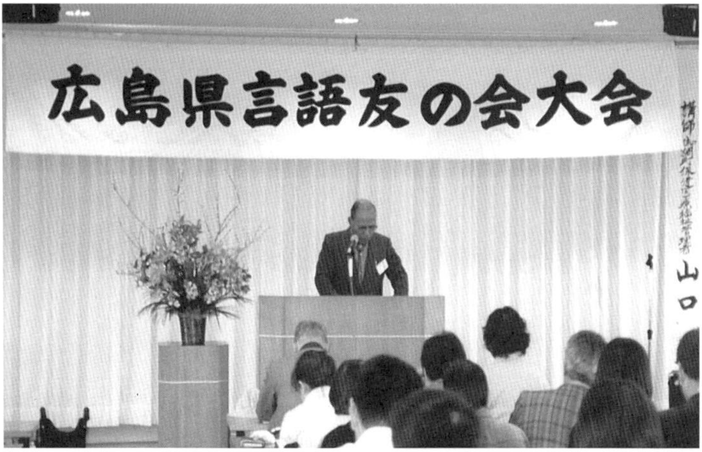

写真9 「やまびこ」涙と笑いの体験発表
（「やまびこ」提供）

だ。月に1回の定例会にはいろいろなプログラムが予定されるが（**写真9**）、会場で何かするより花見や見学旅行など外出することが半数を超えるほど活動性が高い。

VII. 機能訓練事業で

　集団リハビリのいちばんの効用を立証してきたのが機能訓練事業である。老人保健法は1983（昭和58）年2月に施行された。その六つの事業の中の一つが機能訓練事業である。

　目的は地域の保健師が中心になり、障害者や高齢者に対し「閉じこもり」や「寝たきり」を予防して生活機能を高めようとするものである。当院では施行当初から近隣の市町村に対しリハビリ協力として療法士の派遣を行ってきたが、多いときは近隣27市町村と共にその課題や効果を検

Column 3 「どこへ行ってもわたしは患者だった」

　ある日、遠距離にもかかわらず、奥さんを同伴して通院していた人が筆者に話してくれたことがある。何年間か「やまびこ」の会長を受けてくれていたその人はこう言った。「僕がね、ここの外来を続けたいと思ったのはね、療法士さんたちが僕に対して患者としてではなく普通に対応してくれたからですよ」
　リハビリの外来に来るのだから患者には違いがないが、いつまでも患者として受け身のままでは生活は動き出さない。今日の「やまびこ」の盛隆には、言語聴覚士らの日常のそうした思いが奏功しているようだ。
　「やまびこ」はいまでは全国大会にかこつけて、あるいは大会とは別立てで自分たちの旅行を楽しんでいる。**写真**は沖縄大会の折のものをお借りしたが、参加者は身体や言葉は不自由さが残るものの、ご家族ともども心と生活は大いに息づいている。国は介護予防を唱え、個別の「筋トレ」やそれに係る継続的評価を云々するが、「やまびこ」の参加者はほとんどが要介護レベルにもかかわらず介護保険を使わない人も多い。これ以上の介護予防はないことは誰でもわかる。

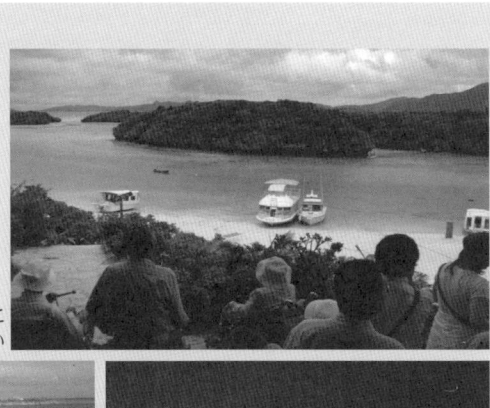

3-1　病院、地域での集団リハビリテーション―笑顔と元気を取り戻そう

このような生活に
エビデンスはいらない

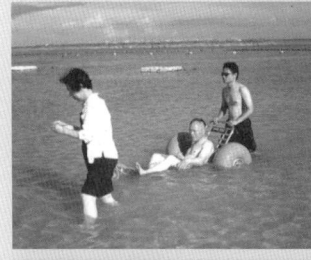

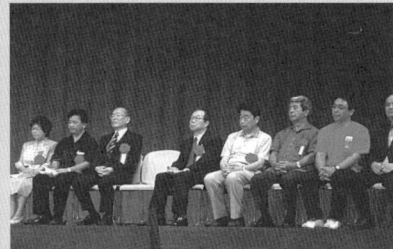

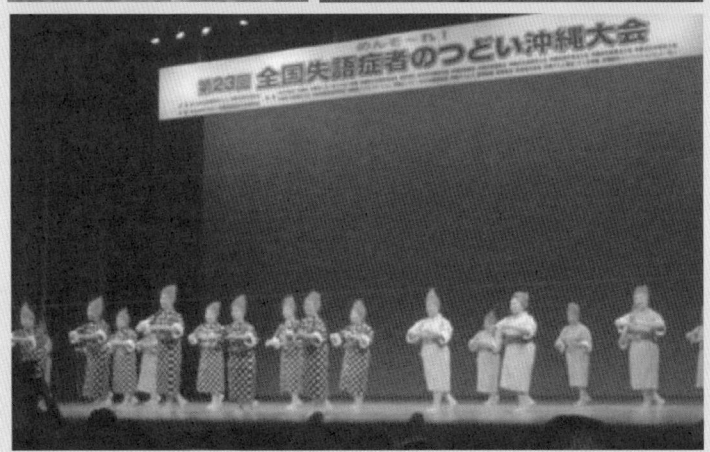

沖縄大会での様子
(「やまびこ」提供)

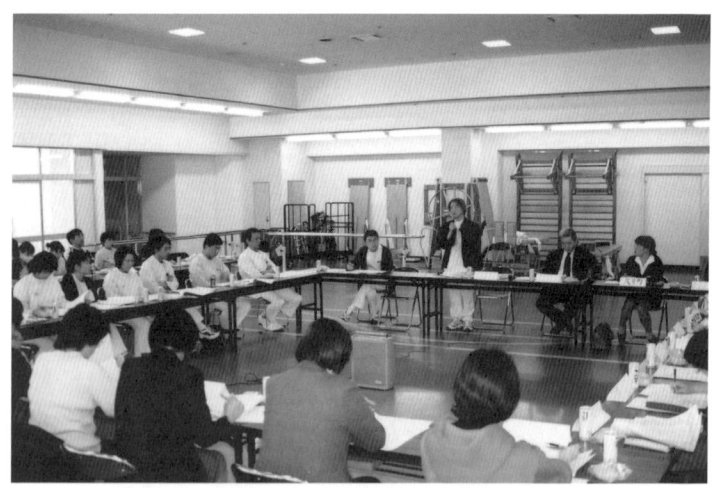

写真10　近隣市町村との機能訓練事業推進連絡会議

討してきた（**写真10**）。

　機能訓練事業は地域の「リハビリ教室」として実施された。リハビリ教室といっても個別に機能訓練をしても格段効果がみられるわけではない。その名称から最初しばらくは混乱がみられたが、次第にその目的が、リハビリ教室を仲立ちとした、参加者の社会性の再獲得にあるということが共通理解になってきた。

　当時、石川県の作業療法士として事業を推進してきた村井千賀氏は機能訓練事業について**表1**のように整理している。ねらいは個別の機能・生活改善のみではなく、心の回復、家族支援、自助・共助の地域づくりである。だから多くの場合、リハビリ教室のプログラムは個別の相談、訓練指導の他、集団での体操、レクリエーション、グループワーク、勉強会、発表会、季節行事、1日旅行といった2本立てであったように思う。あえていえば、より一歩進んだリハビリ教室ではそのあと保健師同行に

表1　機能訓練事業のねらい

①脳卒中者の再発および寝たきり予防

②障害を知り、病態の悪化を防ぐ

③寝たきりにならない生活の再獲得

④日常生活を自立する方法を学ぶ

⑤社会生活を体験し、学ぶ

⑥体力を維持・増進

⑦役割・生きがいの再獲得

⑧家族が障害を理解し、その支援方法を学ぶ

⑨自助グループ活動の場　　　　　　　　　　（表：村井千賀）

よる訪問リハビリを行い、個別の生活の場での支援が行われた。

　参加者は年齢、性別、疾患、障害などその不自由さはさまざまである。同伴する家族の思いもそれぞれである。ただ同じくするものは障害を負った身体の困難さ、生活の不自由さであり、心の重さであった。

Ⅷ.「閉じこもり・こだわり症候群」からの脱出

　ある程度親和力が高まりグループが成熟したリハビリ教室では、新しいメンバーを不安なく、疎外感なく受け入れ、かつ継続して参加を可能にする不思議な力を持っている。簡単に言うと、仲間になればみんな元気になるということである。

　島崎さん（仮名）は片まひで1年間閉じこもり、昼間から部屋を暗くして寝ている毎日だった。介護者の奥さんが倒れそうだとのことで、そ

の町の保健師と看護師が関わった。最初、協力派遣されていた筆者も訪問したが、彼の言葉は「ほうっておいてくれ」だった。こんなときリハビリ指導や生活指導は彼に対し何の意味も持たない。「このままではいけない。だめになる」のは本人がいちばん知っている。わかっているが、「もういい」というのが閉じこもりなのだ。

閉じこもりにいちばん力になるのは仲間（ピア）である。訪問の帰途、筆者は保健師たちと作戦を立てた。①保健師と看護師は交代でよいから続けて訪問すること、②指導めいたことは一切言わず、友達になること、③そのうえでこの町の「リハビリ教室」へ引っ張り出すこと、である。

結果は**写真11**のとおりだった。仲間の力により、閉ざされていた島崎さんの部屋にも一年ぶりに社会の風が通ったのである。

島崎さんが閉じこもりならば、坂本さん（仮名）はこだわり症候群だろうか。

坂本さんは受傷後は閉じこもり気味、少しずつ車いすで散歩するようにはなっていたが、外で人に会うとすぐに家の中にかくれるように戻ってしまう人だった。その坂本さんが、町のリハビリ教室の中で変身をみせてくれたのが**写真12**である。ある１日旅行のとき、坂本さんがいきなり「おれも少し歩いてみる」と階段に足をつけた。「えっ！」驚いた保健師さんが写真に撮った。そして、あれほど人目が気になっていた坂本さんが他町との交流会で選手宣誓をしたのである。その町のリハビリ教室の仲間になって少しずつ坂本さんの「こだわり」がほぐれ、このような生活の変容をみせた。

機能訓練事業において、島崎さんや坂本さんのような事例は枚挙にいとまがないだろう。心が動けば体が動く。やがて生活が動き出す。そのもとは仲間たちと、それを意図するサポーターである。サポーターは多くは市町村職員とボランティアであるが、参加者の笑顔に元気をもらい、笑顔のためならと予算も汗も、時には足さえも差し出したのである（**写真13**）。

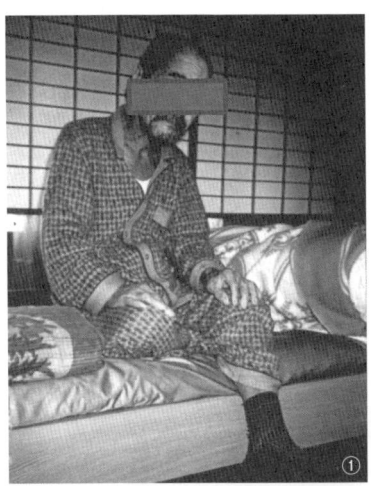

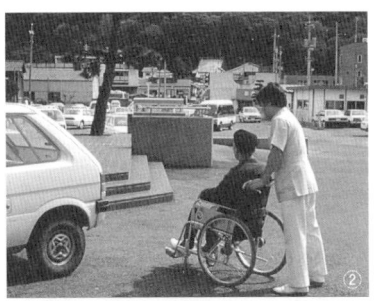

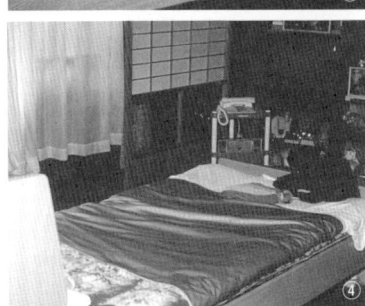

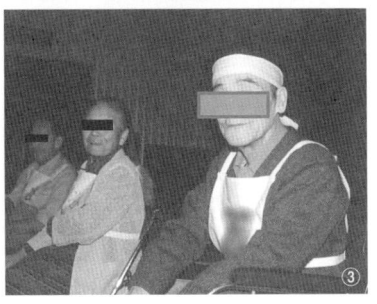

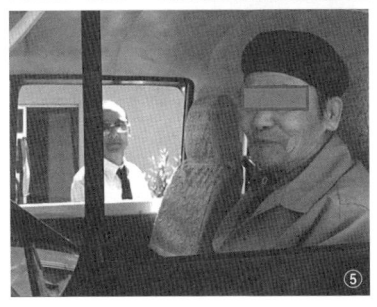

①昼間も部屋を閉じきっての生活
②体力がついたら、町のリハビリ教室へ
③仲間に囲まれて身も表情も引きしまる
④島崎さんの部屋にようやく社会の風が入る
⑤リハビリ教室の一員として今度は仲間を
　支える番

写真11　仲間(ピア)の力

第3章

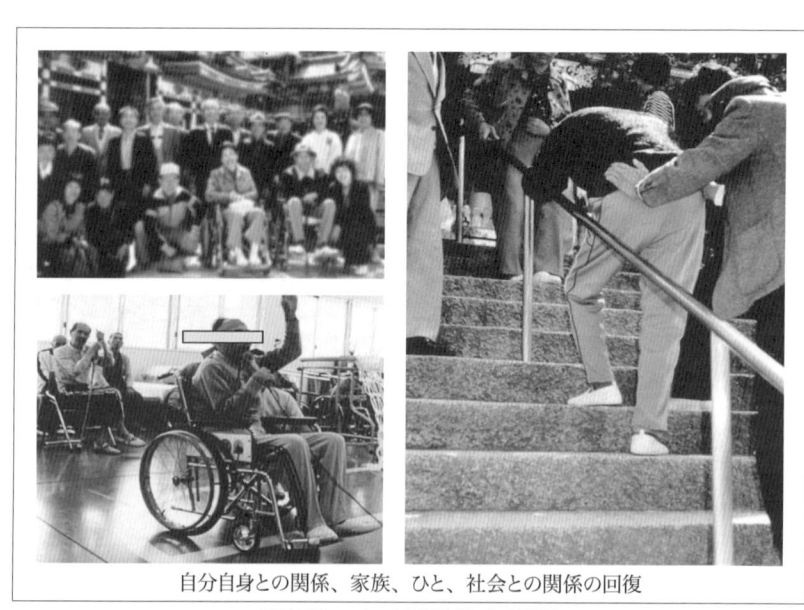

自分自身との関係、家族、ひと、社会との関係の回復

写真12　リハビリ教室での変化

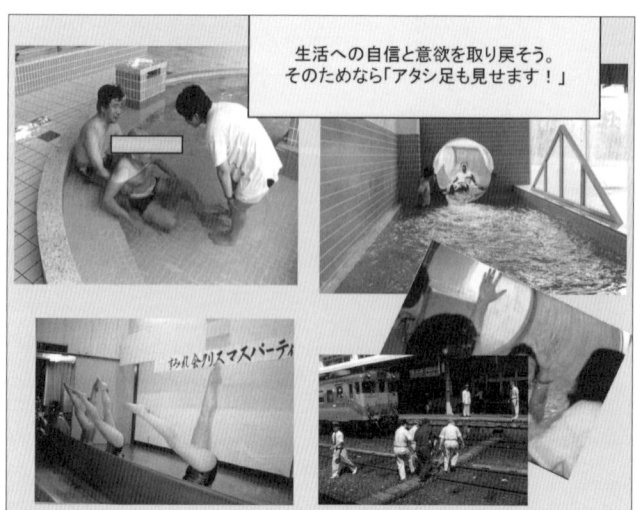

生活への自信と意欲を取り戻そう。
そのためなら「アタシ足も見せます！」

写真13　サポーターの力

84

このように、機能訓練事業は実にそのまま集団リハビリであったように思う。集団力動による学習効果とピア・カウンセリングにより、その効果は参加者の笑顔を呼び、主体性と生活意欲を高め、なにより地域のありようを問い、地域づくりの連携を深めてきた。加えて、効果は参加者個々のADL能力の維持向上にも寄与してきた。安村誠司らの研究によれば「機能訓練事業参加者群は、非参加者群と比して有意に自立度の悪化度が低く、また他の諸サービスとは独立して有効であった」としている。

　個人や地域のリハビリに大きく貢献してきた機能訓練事業は、しかし、2007（平成19）年で廃止され、事業は健康増進法の中に吸収されたが、実は機能訓練事業は介護保険が始まった2000年から国の通達と市町村の消極的な解釈のためにすでに死に体となっていた。介護保険制度により、機能訓練事業を代替するといわれた現在の通所リハビリ、通所介護サービス事業者に集団リハビリの理念、目的が理解され、活用されているのかは多く疑念が残る。

IX. おわりに

　集団リハビリについて当院の活動の場面を紹介しながら概説してきた。その作業をしながら思ったことが三つある。一つは自分は集団リハビリの提供側だが、その力や方法はそのつど患者さんや利用者やご家族から教わってきたということ。それなのにその力や効果を社会的、学問的にしかとは提示してこなかった、という反省。

　次は、特に介護保険にみられるように、心のリハビリが置き去りにされ、ますますリハビリが制度的に機能訓練に特化されつつあるということ。理由は少子高齢化に直面する社会や逼迫する国の財政などさまざまであろうが、老いや障害がいまだに社会に疎外されている証でもある。介護予防事

業において、個々の生活の活性化の要素は体操のみにあるのではなく、閉じこもり予防を基調に、疾病を予防しつつ加えて仲間や社会との交流のプログラムを提供することによってはじめて、良い結果を得ることができることは周知のことである。維持期のリハビリの方法論はもっと人間学、社会学などの視点を軸に改めて組み立てを行う必要がある。

　三つめ、集団リハビリで得る笑顔や元気は束の間かもしれない。いくら意図され企画されたものであっても、多くの場合、生活障害の克服は遅々として進まない。にもかかわらず、笑顔や元気の積み重ねは少しずつ主体性を取り戻させ、心の目を外へ、明日へと向かわせることができる。結局、人はひとによってしか生きられない。リハビリは等しく「こころとからだ」へのアプローチでなくてはならない。

◇参考文献

1) 大田仁史：地域リハビリテーション原論ver4．医歯薬出版，2006
2) 大田仁史：からだを通して心にふれる―アルバム地域リハビリテーションのあゆみ．医歯薬出版，2002
3) 大田仁史：心にふれる．荘道社，2007
4) 大田仁史：新・芯から支える．荘道社，2006
5) 竹内孝仁：通所ケア学．医歯薬出版，1996
6) 三好春樹：関係障害論．雲母書房，1997
7) 南雲直二（著），大田仁史（監）：障害受容．荘道社，1998
8) 河本輝明，長田和盛：在宅生活を支えるデイケア・デイサービスを再考する．地域リハ　1：295-297，2006
9) 山根　寛，香山明美，加藤寿宏，他：ひとと集団・場　集まり，集めることの利用．三輪書店，2006
10) 安村誠司，髙橋　泰，浜村明徳，他：老人保健法に基づく機能訓練事業の日常生活自立度に及ぼす効果に関する研究．日本公衆衛生誌　47：792-800，2002
11) 浜村明徳（編著）：地域リハビリテーションプラクシス―くらしを支える地域リハビリテーション．医療文化社，2004
12) 小川捷之：自己実現としての創造性．岩波講座精神の科学9．岩波書店，1984
13) 笠原　嘉：概説：No1 精神の科学．岩波書店，1983

集団療法の応用の実際

会田記念リハビリテーション病院臨床心理室,臨床心理士 **笹島京美**

I. はじめに

　米国のRobinsonら[1)2)]が脳卒中後のうつ状態について研究を始めたのが1980年代であり、軽症例も含めると退院後で実に半数にうつ状態がみられるとし、日本でも平井[3)]が行った調査によると、脳卒中後うつ状態が34%の患者にみられたと報告されている。脳卒中後うつ病（post-stroke depression）という概念は認識されつつあるが、いまだ個々の患者や医療者をみると、この問題に関して積極的にアプローチできているとはいえない。それは現在のリハビリテーション（以下、リハビリ）領域は身体的な機能訓練が中心であり、心理的側面への介入は困難である現実がある。リハビリを受けられる期間が定められてしまっている中で患者、医療者の双方に焦りが出てしまい、心の問題に取り組む余裕がないのが現実である。心理的なアプローチの必要性は現場のスタッフが十分理解していても、実際には誰がどのように行うのかといった人的資源の問題が拭えない。また、患者自身も入院中はあくまで身体機能を伸ばす、しいては「元の体に近づける」というような目的でリハビリに専念しているが、実際に退院後の生活イメージやボディーイメージを想定できているものではない。よってリハビリに依存傾向になってしまい、退院が決まると葛藤や焦りが生じ、抑うつ的になりやすくなる。

　臨床心理士が勤務しているリハビリ病院は依然として少なく、たとえ勤務していても心理検査が主であり、昨今、ようやくカウンセリングが認知され始めたところである。会田記念リハビリテーション病院（以下、

当院）では臨床心理の役割として、高次脳機能検査や性格検査などの各種心理検査、またカウンセリングや心理療法といった患者との1対1の個別アプローチが期待されており、特に障害受容やうつ傾向がある患者へのアプローチが求められている。また最近では、家族療法、家族支援として妻や夫などへのカウンセリングや高次脳機能面に対しての障害理解の促進やかかわり方の相談も多い。しかし、退院後の患者の生活や家族への援助を考えると、それだけでは限界がある。

こうしたことから、当院では退院を予定している患者を対象に、退院後の生活をイメージし、退院に伴う不安を軽減しながら現実検討を高めるために、心理的側面を重視した集団活動を行い、退院後のうつ病の予防とQOL向上を目指した集団療法を行っている。臨床心理士と作業療法士との協働により、心と身体の両方からアプローチし、患者一人ひとりの退院後の生活を具体的に考えていく。不安を消し去ること自体が目的なのではなく、起こるべき不安や問題を明らかにし、どう対処していくか、どう転換するかを入院中から話し合っていくことが目的である。不安や問題はあるが、それを抱えながら自分はどう生活していくか、それによって漠然とした不安を抱いていた退院後の生活のイメージがつくだけでなく、入院中のリハビリもより生活と関連して主体性を持つことが可能となる。

II. 集団療法「四季の会」とは

当院で行っている集団療法「四季の会」（以下、四季の会）は、1グループ5回のセッションになっており、週1回約60分である。2〜4人の患者に対し、臨床心理士1名、作業療法士1名がファシリテーターとして加わる。参加者は回復期・慢性期に入院している脳卒中の患者で、自

表1 四季の会—プログラム概要

1回目	オリエンテーション（目的説明、注意事項、自己紹介） 簡単に発症から現在までの経過や状況を振り返る
2回目	現在考えられる退院後の一日のスケジュールを書き出す（生活のイメージをつけていく） 現在行っているリハビリのプログラムを通して、自立しているものや介助が必要なものなどの動作の確認や生活リズムの検討などを行う
3回目	発症してからの気持ちを振り返る 残りのリハビリで何を課題とするのかを想定する
4回目	ピア・カウンセリングで退院後の生活を知る 実際に退院して生活している方に話を聞く
5回目	退院後、自分の生活の中で何が問題となるのかを、具体的な問題点を想定し意識化する 問題点の具体的な対応策を話し合う 将来への展望、今回の集団活動の感想

宅退院を予定している30〜70代の男女である。重度失語症などは有さずにコミュニケーションは支障なく、記憶障害や注意障害を中心とした高次脳機能障害を持つ患者を条件としている。時期は退院がおおよそみえてきた入院中期から後期に患者自身や家族の同意を得て参加してもらう。患者の選出に関しては、他部門との情報共有なども行い推薦してもらうことも多い。退院後の生活に不安を抱き、なかなかリハビリに集中できなかったり、身体機能を上げることしか考えられず、退院後の生活を想定することが難しい患者などが主に対象となる。

内容の説明

プログラムの内容は表1のとおりになっている。まず第1回目のオリエンテーションで簡単な自己紹介から病歴などを話し、発症時の様子やどのような状況だったのかなどを他患の前で振り返ってもらう。また、ま

ひの様子や高次脳機能障害など、どのような後遺症があるのかをファシリテーターがフォローしながら話してもらい、他患にも理解してもらうようにする。さらに回の最後に参加者の同意を確認し、現在の患者の心理・社会的状況を把握するために、評価項目としてSDSとQUICK（四季の会実施当初はMASとSF-36であったが後に変更）を実施する。2回目では、退院してからどのような生活を送るのかを聞いていく。用紙に時系列で記入していくが、同時に他患の生活も知ることで自分の生活と比較したり参考にすることができる。**写真1**や**写真2**にもあるように、用紙に記入していくことで視覚的にも認知できるようにし、次週へと回を進めるごとに色を変えていく。それによって少しずつ患者の発言やイメージを具体化させ、膨らんでいったことを患者自身が認識できる。また、現在行っているリハビリの内容を通して、退院後の生活で何が一人でできるか、手伝ってもらうことは何かを考えていく。リハビリだけに目を向けず、趣味や家族とできる余暇活動なども話し合う。3回目では、発症からこれまでの気持ちを話してもらい、心理的な側面を深めていくことが目的である。家族に対しての思いや回復に対しての焦りなどを話し、自分自身の気持ちの振り返りもでき、また他患がどのように感じているかを聞いていく。4回ではピア・カウンセリングとして、脳卒中になりリハビリを経て在宅となり、復職している方に来てもらい話を聞く。実際の生活で何が困るか、どのような問題が起こってくるかなどを医療関係者だけではなく同じ障害を持った患者から聞いて学んでいく。最後に5回目はまとめとして、これまでの振り返りや感想を話してもらうが、患者同士で自由に話してもらうことが多い。終了後の評価としてSDSとQUICKを実施する。

3-2 集団療法の応用の実際

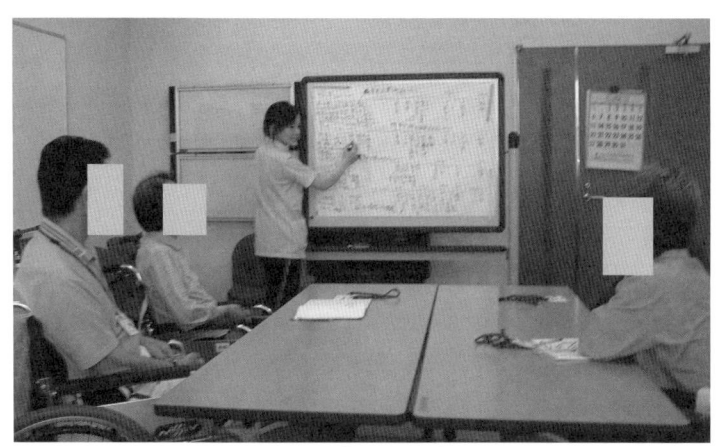

写真1 「四季の会」の様子

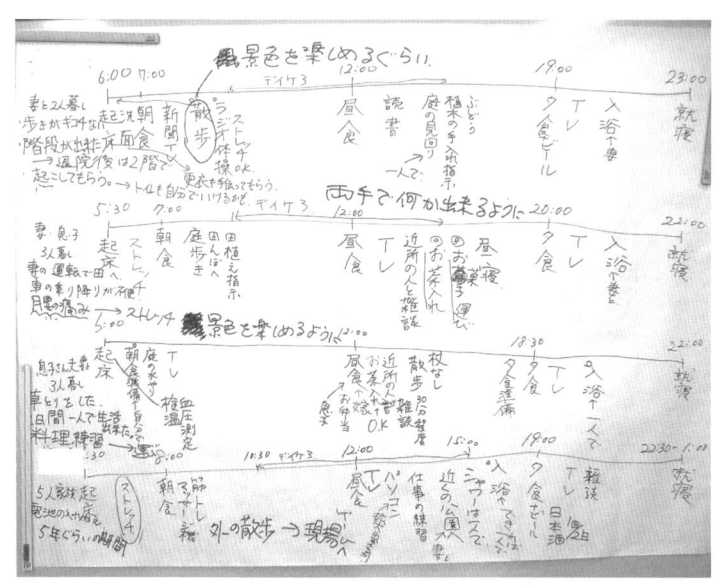

写真2 退院後の生活のイメージ1

Ⅲ. 事　例

　実際に四季の会に参加してもらった患者の事例をいくつか取り上げるが、個々の患者によってさまざまな効果や感じ方がみられた。集団療法の効果というのはさまざまなものがあり、自己表出の場としてだけでなく、他者の話に耳を傾けるなどの共感性、対人スキルの向上も期待できる。自身の障害についてセラピストやファシリテーターからだけでなく、他患から学びとることも多い。また罪悪感や自責の念で苦しんでいた患者が、自己の受け入れができた例もある。ここではいくつかの事例を紹介することとする。

1. 事例1　他患から問題点を学び対人スキルも向上

　四季の会への参加により、退院後の生活の問題点を他患から学び、自身の対人スキルも向上できた事例。

　1）事例

　Aさん、30代男性、会社員技術職（休職中）、未婚。

　2）診断名

　①脳出血（右被殻出血）、左片まひ（感覚障害、注意障害、記憶障害を含む高次脳機能障害）。

　②高血圧。

　3）成育史および病歴

　A県某市で生まれる。両親は自営業を営み、4歳年上の兄がいるが既婚。地元の高等学校を卒業し、倒れるときまで現在の会社に勤務していた。職場はB県であり、一人暮らしであった。仕事が忙しく、実家へ帰ることはあまりなかった。人とのかかわりはもともと多いわけではなかった。

X年3月、発症。自宅で倒れているところを近所の人が発見し搬送。近医にて右被殻出血と診断。

　X＋1年1月、C病院へ転院し、PT、OTなどのリハビリを施行。

　X＋1年5月、当院慢性期病棟へさらなるリハビリ目的で入院。

4）ニード

　復職を目指してリハビリの継続。家族からも同様の希望が聞かれた。

5）臨床心理・初期評価

　WAIS-R（ウェクスラー成人知能検査）簡易版実施：推定IQ73　知識（5）、絵画完成（7）、数唱（13）。

　論理的記憶：3/25　論理的記憶遅延：13/25　言語性対連合：16/24（年齢平均19.4）。

　記銘力・注意力の低下がみられ、抑制がききにくい面もみられた。また多弁傾向もあり、気が散りやすく、周囲の反応に過敏になってしまう。簡単なミスや見落としが多かったり、二つ以上のことを同時にできない。他のことへ関心を転換できない点もみられた。病識が薄く、過信してしまうことが多いため、訓練場面や入院生活でフィードバックしても受け入れが難しかった。復職に対する希望は強かったが、生活に対するイメージができずにいた。対人緊張がやや強く、距離感の難しさなど対人スキルや社会性の問題も見受けられ、スタッフとのかかわりはよいが他患とのかかわりは薄かった。

6）四季の会参加の経緯

　上記、臨床心理初期評価にもあるように、注意障害などの説明をしても過信してしまうことが多いため、リハビリがなかなか進まなかった。復職への強い希望はあるものの、退院後の生活が想像できず「なんとかなる」などの発言が終始聞かれた。もともと他者との交流が少なく、リハビリも1対1であるために、自分に合わせてくれるセラピストとの時間

や病棟での看護師のみとのかかわりが目立った。よって発言や行動も自分本位のものが目立つようになっていた。

7）四季の会での経過とその後

1回目や2回目は他患の話を「聞く」という姿勢よりは、自分の話題以外は注意が散漫になり、「聞こえてくる」程度で自分の話だけを延々としてしまうことが多かった。また、退院後の生活も現実的に考えられずに、「そうなってみないとわからない」と話していた。しかし、会に参加していく中で、集団生活の中での自分の位置づけや他者に対する関心などを少しずつ感じ始め、他患同士のやりとりを少しずつ傾聴できるようになっていった。自分の話しだけではなく、他患に「〇〇さんはどうですか？」と問いかける他患の姿から、自分でも話題を振ったり答えたりすることもできるようになり、社会性も少しずつ身についていった。

普段はセラピストと1対1の場面であり、自ら他患に話しかける以外は機会がない。よって集団の中に入ることにより意識して聞くことも学び、また他患から話題を振られて答える場面も増えたことが、対人スキルの向上だけでなく他者を通して自分を振り返る機会となった。また、自分にとって退院後の生活で問題になってくることは何かを考え始め、「身体は焦らず慣れていくこと」「心配なことは精神的疲労」と自覚していき、最終的には対処法なども考えられるようになっていった。

個別の面接の中で、「やっぱり復職となるとゆっくり焦らずに考えていかないと」と考えられるようになり、徐々に社会参加をしていったピア・カウンセラーの影響もあったようだった。自分にとって今後もっとも問題となってくることは「精神的疲労」とし、「どう気分転換して身体の疲れをとるかです」と話された。また、他患が話をしているときに、メモを取りながらも必死に聴こうとする同じ患者の姿に影響を受けたようで、リハビリ後に部屋でメモをする姿があった。病棟での他患とのかかわ

わりが顕著に増えることはなかったが、挨拶などは交わす場面がみられた。集団の中での個としての自分を意識できるようになり、他者を通して自身の障害や生活を学ぶことができたと思われる。

ADL自立、屋内から屋外装具装着のうえ、T字杖歩行自立を目標にリハビリを進めたが、訓練経過は順調でほぼ目標に到達できた。復職は外来のリハビリの様子などもみて本人の判断となった。

2. 事例2　ピア・カウンセリングにより自己を受け入れる

ピア・カウンセリングにより自己の受け入れができた事例。

1) 事例
Bさん、40代男性、会社員、既婚（父、母、妻、長女、次女）。

2) 診断名
①硬膜動静脈瘻

②脳梗塞、右片まひ（軽度の失語症、構成障害、注意障害などの高次脳機能障害）。

3) 成育史および病歴
長男として生まれ妹がいる。地元の小中高、大学を卒業して現在の会社に勤務。実家は自営業を営んでいる。社交的なほうではないが温厚で真面目、几帳面な性格。

X年6月、近医にて、塞栓術中に塞栓物質が左中大脳動脈に混入し脳梗塞を合併。リハビリは施行されていた。

X年9月、さらなるリハビリ目的で当院慢性期病棟に入院。

4) ニード
復職を目指してのリハビリ。家族も同様の希望があった。

5) 臨床心理・初期評価
WAIS-R簡易版実施：言語性検査IQ82　知識（10）、数唱（4）、単語

(7)、算数（6)、理解（9)、類似（7)。

　同：動作性IQ55　絵画完成（1)、絵画配列（4)、積木問題（6)、組合せ（5)、符号問題（2)。

　全IQ67。

　入院時は意識清明でやや喚語困難はみられたが、コミュニケーションは良好。構成障害、注意障害などがみられたが、因果関係や常識の理解などは保たれていた。また、性格的な要因も強く、問いへの答えも完璧を目指そうとしてしまい思考が紋切り型になったり、パニックになったりする面も多かった。できないことで自分を責めたり、家族のことを考え復職への焦燥感が強かった。社交的なほうではなく、周囲に遠慮しがちな性格傾向がみられ、自分の中で問題を抱えてしまうことが多いようだった。障害受容の問題もうかがえた。

6) 四季の会参加の経緯

　リハビリには意欲的に取り組んでいたが、将来に対する焦りが強く自罰的になったり自身を追い込んでしまうことが多かった。焦燥感が強く、漠然とした不安から常に憂うつな気分が離れなかった。また、それらを話せる人が少なく、他患とのかかわりも乏しく、妻にも病気になった罪悪感から気持ちを話すことや弱音を吐くことがなかなかできなかった。身体機能の伸びなどの充実感もなかなか感じられず、自身の障害の理解もまだあいまいであった。

7) 四季の会での経過とその後

　焦りなどからリハビリに打ち込み、孤立感が強く、他患と病気などについての話題をすることがなかったために、自身の気持ちも臨床心理の個別面接（カウンセリング）以外で表出できずにいた。よって初回などは他患とのかかわりをなかなか楽しめない部分もあったが、回が進むにつれて少しずつ病気についての話題をすることができ、気持ちの表出だ

けでなく発言は増えていった。さらに、ピア・カウンセリングでは実際に社会生活を営んでいる人の話を聞いて、自身と重なる部分があり、過去の責めていた自分を受け入れられるようになっていった。ピア・カウンセラーの「自分も死にたくなった」「家族に対して申し訳ないと思った」などの発言から、「（自分も）そう思っていいんだって思えた」「そう思ってしまう自分をずっと責めていた」と過去の自分も受け入れ肯定的にとらえられるようになった。また、「ああいうかたちでいつか社会に戻れるという希望が見えた」と理想となるモデルをみることができた。四季の会を通じて自身を振り返れるのみならず、ありのままの自分として受け入れることができ、精神面では安定がみられた。今後の社会復帰へも年単位で目標を持って考えられるようになっていった。

　四季の会が終わった後も、自罰的で完全思考の面も自覚され始め、「完璧になんでもやろうと思ってしまっていた」「かえってそれが自分を責めていたんだと思います」と振り返った。個別のリハビリや認知訓練へも効果は波及し、「完璧でよい答えを出さなきゃいけないとどこかで思っていて、それが悪循環だった」とし、連想や思い浮かぶことから話すようにするなど対処できるようにもなっていった。また、気持ちが楽に表出できることで、さらにスタッフとの関係性もよくなり「（スタッフに）何でも伝えられるから、リハビリが楽しくなっていった」と笑顔で話された。また家族に対しても自分の気持ちを少しずつ表現でき、理解が深まっていった。

3. 事例3　依存・焦燥感を脱し、退院後の具体的な生活をイメージできた

リハビリへの依存や焦燥感が強かったが、退院後の具体的な生活のイメージを持つことができた事例。

1）事例
Cさん、60代男性、無職（退職）。長男・次男はいるがすでに結婚しており、妻と二人暮らし。

2）診断名
①心原性脳塞栓症　左不全まひ（左半側空間失認、失行などの高次脳機能障害）。
②高血圧。

3）成育史および病歴
両親とともに一人っ子として育つ。父親の仕事の関係で日本全国を転々としたが、都内の大学に入り、就職をして結婚してからはA県に在住。長男、次男が誕生し、民間の企業に勤める。勤勉で仕事熱心であり、つき合いなどは多かった。知的に高く、冷静で客観視できる面も多い。

X年11月、自宅にて倒れ、近医に搬送され脳梗塞と診断。PT、OTなどのリハビリは受けていた。

X＋1年3月、さらなるリハビリ目的で当院回復期病棟へ入院。

4）ニード
歩行の獲得と家庭復帰。

5）臨床心理・初期評価
MMSE（認知機能検査）：30/30

WAIS-R簡易版実施：推定IQ100　言語性検査；知識（11）、数唱（11）、動作性検査；絵画完成（8）、積木（7）。

VPTA（標準高次視知覚検査）：錯綜図課題、状況図の説明課題、線分

の2等分課題、図形模写で加点。
　SPTA（標準高次動作性検査）：失行スクリーニングテスト　顔面動作；0点（問題なし）、上肢（片手）手指構成模倣（右手のみ）；0点（問題なし）。
　図形模写（2種類の図形）：2点（各1点ずつ）。
　顕著な知的な低下はみられず、失行もスクリーニング上では問題はみられなかった。しかし、視覚情報の認知や処理に関する能力には低下があることが推察された。検査には協力的であり、リハビリにも意欲的であった。入院当初から他患とのかかわりもよく、情報交換などをされていた。しかし「早く歩いて帰りたい」「土日もリハビリをやってほしい」などの焦燥感も強く聞かれ、落ち込みや漠然とした不安も強かった。

6）四季の会参加の経緯
　リハビリには意欲的だが、不安感や焦燥感を打ち消すように行っていた。「このまま退院しても何もできない」「他の人がうらやましい」などの発言もしばしば聞かれ、自身の障害についての理解やボディーイメージが深まっていなかった。退院後の生活も「身体を治さなければ、具体的には考えられない」としていた。

7）四季の会での経過とその後
　初回から積極的に自分の話をし、他患の話にも耳を傾けることができていた。しかし、退院後の生活のイメージは深まらずに、妻への依存傾向もやや感じられた。自分で何ができるか、何を手伝ってもらうかを、2回目、3回目でファシリテーターとともに深めていくことで、生活のイメージが深まり余暇活動の幅も広がった。同じ時期に外泊も重ねて「〜を妻と行ってきました」「〜をやってみました」など関心も外の世界に広がっていった。ピア・カウンセリングでは積極的にピア・カウンセラーに質問し「〜の場合はどうしていたのですか？」など自身の今後の生活

と照らし合わせて考えていたようだった。

　依存的になってしまう患者と献身的にサポートをする家族はリハビリ場面ではよくみられる。患者の身体機能や精神面にとって、何ができるのか、どのような介助や対応が必要なのかという共通認識が家族の中になければ、本来できる動作まで手伝ってしまうという悪循環に陥りかねない。Cさんの場合は生活のイメージが深まったことにより、介助などに献身的な妻に対して「一人でやってみる」「これは手伝わなくても大丈夫」などと自分から話ができるようになった。それによって自立した生活を考えられ、自分でできる余暇と妻とできる余暇や活動がみつかっていった。家族に対して申し訳ないという気持ちを抱いていたが、自分でできる活動が増えることで自尊心の向上がみられた。

4．事例4　不安・罪悪感を克服し、自尊心を取り戻す

　障害受容の問題があったが、退院後の生活のイメージとともに自尊心の向上がみられた事例。

1) 事例
　Dさん、60代男性、民間企業退職後、無職。妻と二人暮らし。長男、次男、長女ともに独立。

2) 診断名
　①脳幹出血、右不全片まひ、嚥下障害、眼球運動障害。
　②高血圧。

3) 成育史および病歴
　地元であるA県に生まれ、地元の高校を卒業。民間企業に勤務した後に定年退職。退職後は地元のつき合いなどが多く、面倒みがよい性格であった。
　X年1月、自宅で発症。近医に搬送され保存的加療を行った。

X年2月、気管切開術後、少しずつリハビリを施行。
X年5月、さらなるリハビリ目的で当院慢性期病棟へ入院。
4）ニード
歩行の獲得と家庭復帰。
5）臨床心理・初期評価
MMSE：27/30（cut off 24）。病院名、短文復唱、模写で減点。

コミュニケーションなどは問題なく、リハビリや検査には意欲的に取り組んでいる。高次脳機能面の問題は特にみられなかったが、病気になったことへの落ち込みや不安、身体機能回復への焦りなどがうかがえた。家族に対しての想いなどが話され、涙を流されることが多かった。
6）四季の会参加の経緯
身体機能がなかなか回復しないことへの焦りから抑うつ気分などが聞かれるようになり、退院後への不安が多く話されるようになっていった。不安や心配なことに固執してしまい、転換ができなかった。さらに、他患と話せる時間や場所もなく、一人でいる時間が多いことも指摘されていた。
7）四季の会での経緯とその後
できないことへ固執してしまい、退院してからの漠然とした不安が頭から離れなかった。しかし、集団となり他患の前で用紙に記入していくことにより、おのずと自分の退院後の生活に直面し考えざるを得なくなり、不安は喚起されてもファシリテーターや他患と一緒に一つひとつの問題を把握できるようになった。回が進むにつれ、「自分に何ができるのか？」「何をしたいのか？」などを話せるようになっていった。また、積極的に自分から話しかけることは少なかったが、家族に対する申し訳ない気持ちや罪悪感を、他患と共有することもできた。そして家での生活や家族とのつながりだけでなく、地域でこれまで行ってきた役割につい

ても「いつかまたやれたらいいと思う」とされ、「知り合いもきっと顔を見に来るだろうけど、自分のことを理解してもらえるようにしないといけないですね」と自分から今後の生活の問題提起をされた。より深く自分の生活に目を向けて新たな問題を見つけ出し、自分の力で対処法を考えられるようになった。

また家族に対しての罪悪感を「いつも支えになってくれて感謝したい」と前向きに考えられ、「退院して、妻と散歩することを趣味としたい」と嬉しそうに話された。「すぐ落ち込んでしまうから」とされ、「心と体、両方の自己管理ですね」と自身のウィークポイントなども話された。

Ⅳ. まとめ

1. 集団療法の効果と個別のリハビリテーション

集団療法の効果や適応などは第2章ですでに述べられているので、ここでは四季の会の効果に限って言及させてもらうことにする。前述したが、四季の会とは脳卒中の患者に対して退院後の不安を軽減し、うつ病の予防のために心と体にアプローチする集団療法である。障害を背負ってしまったことでどうしても孤立しがちな患者を、同意を得て、集団という中で意識的に結びつけ個をみつめ直してもらうということが特性の一つとして挙げられる。リハビリ目的で入院をし、身体機能の回復に意欲的に取り組むが、内面では孤立感や焦燥感などの強い葛藤があり、さらには家族に対してのさまざまな想いを感じている患者が少なくない。しかし、身体機能の伸びが停滞したり退院が近づくにつれて、ふたをしていた葛藤が顔を出すようになる。「追い出される」「見放される」といった感情が起こったり、漠然とした不安にさいなまれて抑うつ的になったりする。どれもが患者にとっては自尊心との戦いのように思える。患者

がそれぞれ抱える不安をすべて取り除くことは、入院中にそうそうできることではない。だからこそ、個々の患者の置かれている状況や心理を丁寧に、かつ全体を見据えて取り扱うことが大切である。何に対して、どのように不安に感じているのか。何が妨げになっているのか。何を望んでいるのか。身体機能を通して心理面や認知面にアプローチをし、心理面での効果がさらにボディーイメージや障害の認識を深め、身体機能への回復とつながっていく。

　例えば、事例2のBさんでいうなら、病気になったことによる自責の念から常に罪悪感にさいなまれリハビリに取り組んでいたが、同じ障害を持った患者が仕事着を着て汗をかきながらも、一本杖で自分の力で歩いて目の前にあらわれる。そして「昔は何度も死のうと思った」と笑顔を交えて話される。どんな言葉も自分の重荷を軽くしてくれるものではなかったが、そんなピア・カウンセラーの姿勢や話す内容がなにより自分の気持ちの代弁であり、モデルにみえる。自己肯定感が強まったBさんは、それからはやらなければならないという半ば強迫的なリハビリではなく、セラピストとのコミュニケーションまで楽しめるようになり、「私の担当の〇〇さん」と話すようにスタッフへの関係性も深まっていった。事例3では強い焦燥感があり、動作などもあわててしまったり、ミスを起こしやすく、それらが逆に失敗体験となり自尊心の低下を生むという悪循環もあった。しかし、退院後の生活が具体的なものになり、何ができるのか、何がしたいのかを話し明確にしていくことで、それらを個別のリハビリに持ち帰って取り入れることができた。依存的なリハビリから自分の生活を見据えた主体的なリハビリへと転換できたといえる。

　重要なのは、ここまで築いてきたセラピストとの二者関係であり、医師、看護師、PT、OT、ST、MSW、臨床心理士などそれぞれの部門で構築されたチームとしての「集団」でサポートすることである。四季の会

の中でファシリテーターである作業療法士が、「それをリハビリで取り入れることもできますよ」「○○さんでしたら、このような方法もありますね」とADLや身体機能を見据えた観点から助言する。「それを担当の○○に話してみたらいかがですか？」「どのようなことが考えられますか？」と、どのような心境であるのか臨床心理士が確認を取り伝えていく。個別のリハビリで築いてきた土台がなければ集団療法への導入は難しい。また四季の会に参加した後に、それぞれのリハビリに帰ってセラピストにフォローアップしてもらうことも多い。**写真2**や**写真3**のように書き出された1日のスケジュール表をデジカメで撮影し、会が終了したら患者に渡す。そしてそれを持って個別のリハビリに行ってもらい、担当セラピストはそれをみながら、目の前にいる患者が、これから退院してどのような生活をするのかを理解しながらリハビリを進めていくことができる。必要な情報を共有し、有効に活用する。集団で話し合われたことをそこで終わらせずに、患者の今後の生活にどう生かせるかが、四季の会を有効に活用するポイントとなる。

2. 脳卒中後うつ(PSD)の予防として

　脳卒中後うつ post-stroke depression（以下、PSD）は短時間で効率よく心のケアを行うことが有効とされている。ADLが上がっても実際に退院するとQOLが下がってしまうという山川ら[4]の研究にもあるように、身体機能を伸ばし、自分のことが自分でできるようになったからといって、退院後の生活が何の問題もなく送れるわけではない。本当の障害と向き合うのはまさにリハビリ病院を退院してからになる。事例4のDさんにもあるように、退院してから自分はどのようにこれまでの社会に戻るのか、とけ込んでいけるのか。リハビリ病院では自分を理解してくれるスタッフと同じ障害を抱えた患者がいるが、地域に帰ると自分は

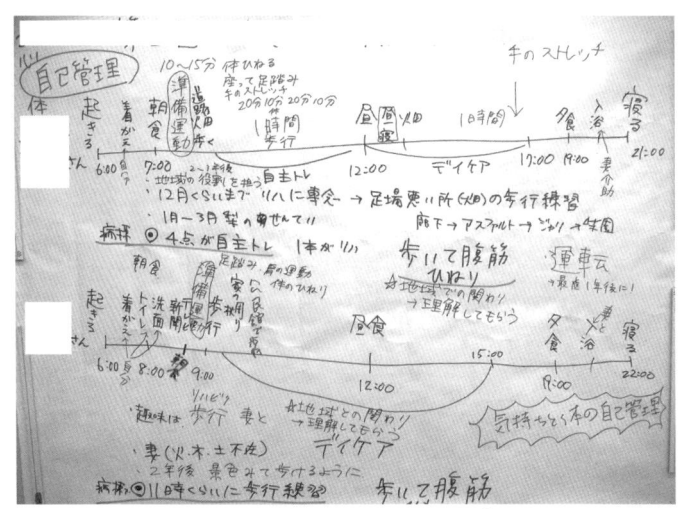

写真3　退院後の生活のイメージ2

自分であるにもかかわらず異質なものになってしまう。その時に自分はどうすればよいのかと、Dさんは四季の会のなかでそう問題提起をした。そして、ピア・カウンセラーの言葉を借りて「少しずつ理解してもらうしかない。理解は自分から伝えるしかない」と全員の前で話した。

　「人目を避けるように生活をして、自宅から出られずに、いつのまにか引きこもりになった」「もう体はよくなったし大丈夫だと思ったのに、誰かがいないと生きていけない自分になった」と。これはPSDになった患者の言葉である。「なんで自分が……」と発症した直後に感じて、リハビリでなんとか身体機能を上げ、その後に起こるPSDは二次受傷ともいえる。入院中に考える退院してからの問題は、あくまで想定に過ぎない。しかし、家族と地域で、どのような生活を送るのか、送りたいのかを現在の身体状況などと照らし合わせることで、みえてくる問題は多い。また現在の状況で何ができるのか、どのような役割から担うことができるの

かを提示することで、自信を取り戻す患者は決して少なくない。「このような不安や心配を感じるかもしれませんが、そんな時、あなたはこのようなことから始められますね」と小さな目標を一緒に考えていく。それを退院して3カ月、半年、1年そして3年という期間で目標を立てイメージしていくことで、患者の焦りは落ちついてくる。先の目標だけではなく、代替案もできるだけ準備する。「○○がうまくいかなかったら、○○の目標まで戻りましょうね」と進むことだけではなく、後戻りできる準備もしておくとさらに安心してもらえる。「はじめの半年で家での生活に慣れて、1年後に車の運転をする。3年経ったら家族を連れて旅行に行きたい」などと四季の会の最終日に話された患者もいる。そして自分自身の気持ちを感じてもらうことも重要である。どんなことがつらいと感じているのか、どうありたいのかを共有していく。「つらい」「家族に申し訳ない」と自分だけがそう感じているわけではないということを知ってもらう。

　重要なことは、不安をどう扱うかであり、漠然としたものを顕在化させ、それについて話し合うことである。問題を直面化させることで不安を喚起することもあるだろうが、ファシリテーターのみならず、チームとしてのかかわりが基盤にあれば、それぞれの部門でフォローアップを行い、患者の退院後のイメージはおのずと広がり、入院中から予防することは十分に可能だと思われる。心身相関と言われるように患者自身が「心と体のバランス」に気づいてもらうことがPSDの予防には不可欠である。

3. 今後の課題と反省

　四季の会に参加していただいた患者すべてにおいて効果があったわけではない。中には「みんな自分と境遇が違うから、必ずしも一緒にして考えられない」というような意見もいただいている。集団療法の鉄則として、同じ状況や問題を抱えた患者であることが大前提であるが、脳卒中であり在宅を目指しているということを対象者としているため、年齢や性別などで相違が出る場合がある。上記のような意見をもらうことがあり、入院や退院の都合上うまくいかないときもあり、なんとか同質の問題を抱えた患者に参加していただけるように配慮していかなければならない。

　さらに、「先のことを話すなら、その分リハビリがしたい」と参加を辞退された患者もいた。たしかに言うとおりであり、参加までしてくれる患者は問題意識がどこかにあるのだろうし、危機感を抱いているといえる。四季の会への参加は個人の同意の上でのことであり、無理に不安をあおって顕在化していくことだけがすべてではないが、これからの生活でどのようなことが問題となってくるのかを、せめて個々のセラピストが念頭に置いて関わっていくことが、セラピストやリハビリへの依存脱却にもなると考えられる。問題として指摘し焦点化するのではなく、代償手段などを提案しながら、自分で能力を認識し伸ばしていけるだけの強さを、個別であっても集団であってもつけていくことが必要である。

　四季の会は軽度から中度の構音障害の患者までは参加しているが、重度失語症の患者は現時点では対象ではない。自分の要求や訴えが相手に伝わらないことへのストレスや不安感は計り知れず、そういった患者こそ、自分の心情を話したり、気持ちを共有したいと思っているかもしれない。病態や障害をどの程度まで限定し、また広げていくかも今後の課題と思われる。

四季の会はクローズド方式で運営しているが、看護だけでなくPT、ST、MSWなどのスタッフや家族に参加してもらう機会も検討すべきと考えている。スタッフだけでなく家族も、患者が今後についてや自身の身体についてどう考えているのかを知りたいと思っている。もちろんクローズドだから話せることもあり、慎重に検討していくべき今後の課題である。

◇参考文献

1) Robinson RG, Starr LB, Kubos KL, et al：A two-year longitudinal study of post-stroke mood disorders:finding during the initial evaluation. Stroke 14：736-741, 1983
2) Robinson RG, Kubos KL, Starr LB, et al：Mood disorder in stroke patients. A 3-year longitudinal study. Stroke 24：976-982, 1993
3) 平井俊策：脳血管障害におけるうつと不安．臨牀と研究 77：34-37, 2000
4) 山川百合子, 佐藤晋爾, 澤　俊二, 他：回復期リハビリテーション病棟における脳卒中後うつ病と日常生活活動への影響．茨城県病医誌 24：1-7, 2006
5) 髙橋結子, 岩満優美, 安居みや子, 他：さまざまな技法による集団療法の臨床的特性とその意義について．精神科治療学 20：67-74, 2005
6) 平井俊策, 樋口輝彦：よくわかる脳卒中後遺症におけるうつ病・うつ状態のマネジメント―神経内科・精神科の立場から．医薬ジャーナル社, 2003

集団リハビリテーションの実際
集団リハビリテーションとの出会い

片マヒ自立研究会会長,当事者　森山志郎

I. 集団リハビリテーションとの出会い

　私は昭和61年3月の末日、脳梗塞のために6カ月に及ぶ入院治療を経て、右半身に強い運動障害を抱えたまま「2級障害者手帳」を交付されて退院した。「これ以上良くなることは望めないから自宅で障害と慣れてください」という状況だった。残雪の白く残る札幌に別れを告げ、車いすの世話になり飛行場から子どもの待つ横浜に戻った。

　すでに定年の延長期間に入っていたが、会社との休職の手続きや身内の行事が続き、あわただしい日々を過ごした。飛行機や新幹線で横浜-九州間も往復し、新幹線の中でトイレに行ったり、飛行場の長い通路に苦労しながら乗る方法も、自分なりに身につけた。

　秋には札幌で患者会があり、引き続き、会の懇親会が支笏湖温泉であった。そこでボランティアさんに抱えられて温泉に入った。翌朝は快晴で初雪が樽前山を純白に覆った。麓の湖畔には、ななかまどが真赤に色づき朝陽を受けて燃え上がっていた。純白と真紅の対象物を一枚の画面に納めるには強い光がほしかったが、強い朝陽が役割を果たしていた。カメラを抱えて旅館を出たが三脚を持つ妻の姿を見失った。雲が出ればこの光景も撮影が不可能になる。焦った。ふと、「困ったら逆さまにしてみろ」という囁きが聞こえた。試みにカメラを逆さまにすると、シャッターが親指の近くに来た。急いでシャッターをきった。これは写真集『愛の大地』に収めた。私はこの経験から「障害者が生きるには工夫が必要」という教訓を叩き込まれた。

年が明けて昭和62年になると、次第に交友関係も減り、精神的に孤立する状況がつらくなった。障害があるために、受け入れてもらえない世の中に厭世的になってきた頃である。
　春先のある日、一人の女性が玄関のドアを叩いた。それは保健婦（現在の保健師）さんだった。控えめにドアのかげに半分隠れるようにして「保健所でリハビリ教室をやっていますが、出席なさいませんか」という誘いだった。せっかくのお誘いだったが、人嫌いになっていた私は、「そんなところには行きません」と即座に断った。そのくせ、反省して「社会に戻るせっかくの機会を失ったのかもしれない」と感じた。幸いなことに、再び彼女はドアを叩いてくれた。今度は「行きます」と返事したが、妻はそれを見て驚きを隠せなかった。「あなた、本当にリハビリ教室に行くのですか」
　当時の横浜市では、人口の急増対策としていくつかの区を新しくつくったが、私の住む地域もその一つだった。戸塚区が三つに分かれ、その一つに私は小さな家を買い求めていた。畑や林という自然に恵まれていたが、当然のことながら、古いまちのように既存の大きな建物はなく、新しく敷設された私鉄を中心に新しいまちが造成され、人々が移り住んだまちであった。したがって、そのときはまだ泉区が独立しておらず、戸塚区中和田出張所の仮庁舎の中でリハビリ教室が運営されていたのである。社会の実績も少なく、担当の保健婦さんは流れる汗を拭いながら試行錯誤で指導してくれた。この保健婦さんを後日私は「天使」と呼んだが、まさに天使が私のドアをノックしてくれたと信じている。この出会いが私を集団リハビリへと導き、困難な社会復帰に挑戦する勇気を育む機会をつくってくれたのである。

Ⅱ. 集団リハビリテーションへの参加

　人嫌いになりながら、それでも必死に人を恋していた私は、指定された日に妻の自動車で保健所に行った。保健所というお役所は、一般市民にとってなじみも少なく、入りづらい雰囲気があった。しかし、勇気を出して保健所のドアを入った。受付は私を待っていてくれた。「森山さんですね。お待ちしてました」。そして同伴の妻には、「2時間は責任を持ってお預かりしますから、ゆっくりお茶でも飲んで迎えに来てください」と言った。妻ははじめてほっとしたという。

　その日から1年、毎月2回のリハビリ教室「ほのぼの会」に出席した。保健婦さんや多くの専門家、そして市立友愛病院の柴田哲夫先生のような方からも多くのことを学ぶ新しい生活が始まった。特筆すべきは、同じ悩みを持つ多くの障害者と仲間としてのふれあいが得られたことだった。ピア・カウンセリングという言葉を後日、教えてもらったが、まったく私以上に重い障害を抱えながら、堂々と生きている高齢者には頭が下がった。この分室では、脳卒中のリハビリ教室を前年の昭和61年から始めていた。つまり私は、このリハビリ教室の2期生であった。閉じこもりになる寸前の私は、天使の訪問を受けて、再び社会の一員として再起する希望が生まれたのである。

1. 中途者リハビリテーション「ほのぼの会」の活動を通して

　ほのぼの会の活動から、私が深く影響を受けたと思っている事柄について記したい。

1）徒手体操

　担当の若い保健婦さんが号令をかけて、私たちはそれに従って体操をする。ところが「首を回してっ！」の号令で首を回そうとしたら、首筋

が固くこわばっていて回らない。「おかしいな。日常の生活では別に痛みはないのに」と不審に思った。やがて原因がわかった。日常の生活では痛む首筋は回さずに、腰を回して用足しをしていたことに「気づいた」のである。「痛む筋肉は使わず、痛くない筋肉を使う」ことは、廃用症候群の第一歩ではないか。入院中に出会った廃用症候群に再び襲われたのでは、「学習していない」証拠である。この「気づき」によって、従来、軽視していた体操がいかに健康の維持に大切なものか教えられた。

　その頃は大田仁史先生の、ストレッチを中心に組み立てた「いきいきヘルス体操」は知られていなかった。「ほのぼの会」を卒業したのち、私は自主グループ泉睦会で事務局長を務めたが、その活動の中に、この「いきいきヘルス体操」を積極的に取り入れて、障害のある手足をストレッチで伸ばす体操を実践した。さらにその後、「パワートレーニング」の必要性が広く喧伝されるに及んで、平成19年から毎月4回の高齢者対象の「転倒予防体操教室」に参加して、筋力の強化に努めている。その努力の成果は、80歳になった今日でも改善が続いている事実として私を勇気づけている。

2) 歌唱指導

　音楽の指導者が来て、簡単な楽器の伴奏で、私たちに歌唱の指導をしてくれた。体を動かすことや歌を歌うことは、元来、人間にとって楽しいことである。ところが張り切って歌おうとしたら声が出ないではないか。驚いて工夫したが昔のような声は出なかった。

　「ほのぼの会」を卒業してから偶然、肺活量を測定してもらう機会があり、その数値のあまりの低さに驚いた。昔は3,000あったのに700という低さである。まひで半分になったとしても低下は大きい。私ははじめて、肺の機能まで失われていることを知ったのである。

　平成18年からは、老人サロン「健やか会」の混声合唱グループに入れ

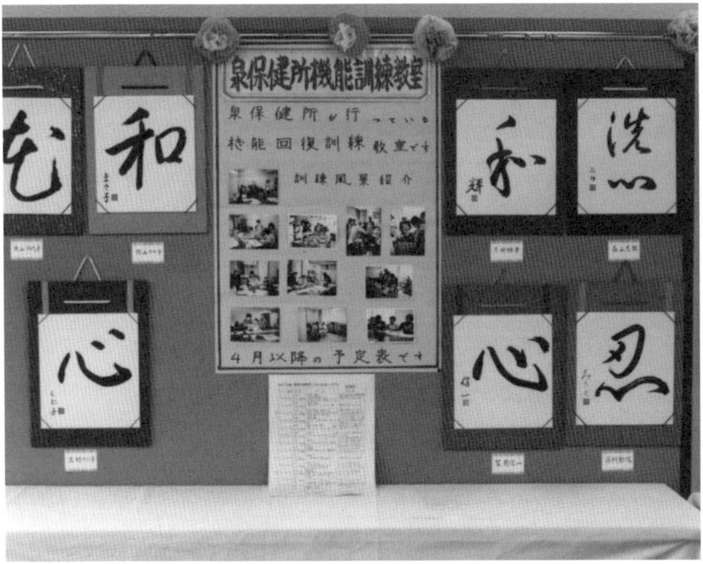

写真1　障害者作品展

てもらい、歌う楽しみが私の人生を明るくしてくれた。ハーモニカを吹くことで肺活量の回復に努めたり、高音部を歌うときは、直前に息を吸って一挙に吐き出す工夫などをしてしのいでいる。いまでは好きな歌を妻と一緒に歌う喜びも生まれた。

3）習字指導

　私の人生を書き換えた習字との出会いが、このリハビリ教室のプログラムに仕組まれていた（**写真1**）。その日、「今日はお習字です」と告げる保健婦の顔を見ながら「右手が使えないのに」と、多少の不信感すら感じた。しかし、はじめてお会いした土屋朱堂師匠は、私に向かって「右手で筆を持ち左手で支える方法」で筆を持つことを教えてくれた。筆は右手で持たねばならないという、古来の伝統に縛られていた私はようや

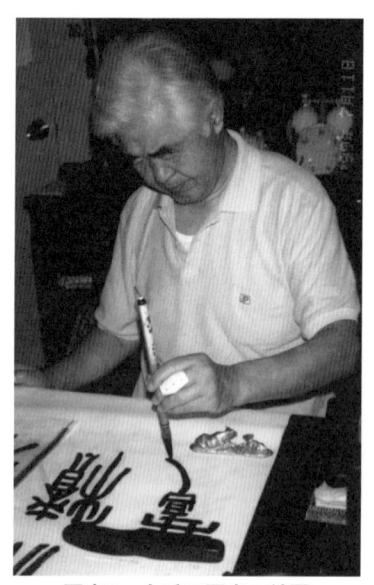

写真2　左手で習字の練習　　　　写真3　作品「弄花香満衣」

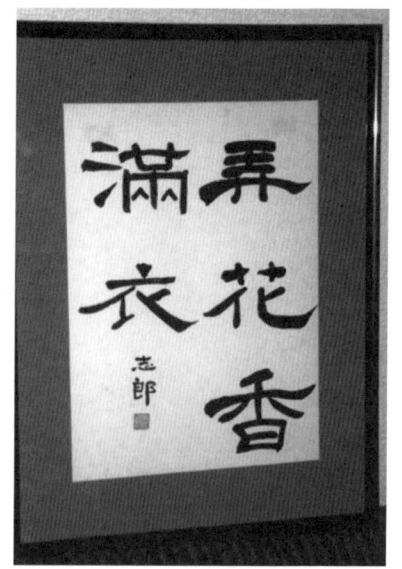

く目を覚ましたのである。その日、私が無理に持たせた右手の筆は、左手のサポートを得て一本の線を引くことができ、私は狂喜した。なぜなら、何もできないはずの右手が、適切なサポートがあれば仕事ができるという大発見をしたのである（**写真2**）。

　この後、私は平成2年に土屋師匠の主宰する「日向山書道教室」に入門をお願いし、許されて本格的に隷書の勉強と指導を受けることになった。私は自分に対して「入門500時間訓練」という、短期集中の訓練を課した。6カ月の間、毎日3時間は筆を握る実践になった。その結果、秋の区民文化祭に「弄花香満衣」を出品し（**写真3**）、その作品を前にして私自身が「障害はあっても訓練により社会的な有用性はつくれる」と確信して、自信が湧き出した。

平成4年になると上部団体「凌雲書道展」に参加させてもらい、その後10年間休まずに出展を続けた。秀作賞など3回の入賞を果たした。師匠の死去に伴い書道教室での勉強は中止していたが、最近になり新しい「両手」を使う力強い書法を一人で練習している。

4）陶芸指導

　陶芸指導の時間もあった。粘土をこねて形づくる作業は楽しいものだったが、右手が伸びない私には造形は難しい作業だった。陶芸は「ほのぼの会」で終わった。しかし、当時つくった「いびつ」な猪口はいまも大切にして、当時の苦しさを忘れないようにしている。

5）障害を持つ仲間とのふれあい

　「ふれあい」という言葉は、厳しい産業社会の第一線では聞くことのない言葉だった。「経営効率」と「当期利益」が常に優先する企業活動には無縁の言葉だった。しかし、この「ほのぼの会」で気づいたのは「ふれあい」の大切さだった。大勢の仲間がいたが、それぞれ違った障害と向き合っていた。仲間同士で話すとき、当初は私が話してもけげんな顔をされるだけであった。私の言語機能では、他人には意味が通じない現実が理解できた。妻との生活では「おい」とか「あれ」で意味を察してくれるが、他人との意思疎通には、私の発音を直さなければならないことを知ったのである。

　また、毎回のことであるが、立ち上がって自己紹介をするときに足の指が緊張して「鷲爪趾」になり、言葉はもつれてしまった。訓練で腹式呼吸を教えてもらったが、息を吸い込むと横隔膜が痛みを覚えた。まひの範囲が予想以上に広がっていたのであろう。

　私はのどの筋肉マッサージもしたが、お風呂の中で発声訓練を一人でしていたとき、突然、水路のごみ詰まりが取れたように、言葉や歌が次々に溢れ出して妻と手を取り合って喜んだ。仲間の、後遺症に向き合って

自分なりに人生を切り開く姿は大きな勇気をくれた。一方で、問題に取り組む保健婦さんから「森山さんのモチベーションを教えて」と質問された。どんなに誘っても出席してくれない障害者の扱いに悩んでいるという。残念ながら、この回答はいまに至るも正解に達していない。言えることは、意欲の大小と有無であり、その原因は無数である。片マヒ自立研究会（後述）でも研究のテーマとして取り上げているテーマである。

6）泉保健所所長のカウンセリング

ある日、リハビリの将来について所長室に樋口良子所長を訪ねた。所長は私に、「お茶でも召し上がれ」とご自身で緑茶を淹れてくれた。私は数々の疑問や不満を口にしながら、ふと気がつくと、「これは自分で解決すべき問題だ」とか、「これは所長にお願いする問題ではない」とか、お茶を飲みながら問題が自然に解決してさわやかな感情を取り戻した。

後日、カウンセリングを勉強した私は、このとき所長のカウンセリングを受けたことに気がついた。

7）柴田哲夫先生と上田敏先生の著書との出会い

市立友愛病院でリハビリ医をされている柴田哲夫先生が、リハビリ教室の指導に来られた。私たちは先生のご好意に甘えて、たくさんの質問をした。そんなことが重なり、市立友愛病院に先生を訪ねることもしばしばだった。ある日、「森山さん、あなたは上田敏先生の『リハビリテーションの思想』を読むと参考になるよ」といわれて買い求めた。上田先生のリハビリテーション理論は、私が実践するバックボーンに育った。

2．現在の「ほのぼの会」について

従来は区役所の中で行っていた活動を、外部の「元気かい泉」に丸投げして「ほのぼの会」の活動を継続している。区内に居住する人で、40～65歳までの、脳卒中、脳外傷により障害を持つ人を対象に、毎週1回、

年間53回の教室を開いている。言語聴覚士、音楽療法士、臨床心理士、栄養士、理学療法士、歯科衛生士、作業療法士、スポーツ指導員など、専門家集団による教室である。私が感動して心が震えた習字などのプログラムはなく、「知識を与える」教室になっていることが気にかかる。

　願わくば一人でも多くの方々が「出会い」により「自己変容」を目指して、「新しい価値観」のもと、障害とともに「新しい自分」をつくり育てる方向を得られんことを。

Ⅲ. 自主グループ「泉睦会」での出会い

1. 参加の経緯

　私の前に卒業した1期生は、「ほのぼの会」のリハビリ訓練を終了して、家庭生活に戻ることになった。しかし、病気で失った人間関係を「ほのぼの会」の中で再取得したと思う人が多かったのであろう。数名の有志が発起人になり、自主グループ「泉睦会」をつくって、今後も気心の知れた仲間と一緒に、いっそう実践的なリハビリを続けることになった。

　区役所の主催するリハビリ教室では、退院後の閉じこもり状況にある障害者に、社会復帰に向けたリハビリの基本を習得させた。しかし、事故の発生を恐れて、活動は区役所の中に限定されていた。社会生活に戻るには、まだリハビリが不十分と思う人が多かった。その後の体験から振り返ると「ほのぼの会」は、奥深いリハビリの入門に当たるステップだったといえる。

　1期生の皆さんの希望は、バス旅行がしたい、歌が歌いたい、気持ちを訴える会報がほしいなどで、福祉バスを借りての旅行に始まった活動であるが、会報をつくる段階で、会員の中だけでは能力の限界が生じた。そこでワープロを打てる人が2期生にいる、と私に入会の誘いがあった。

活動の領域が拡大することは願ってもないことなので二つ返事で承諾した。まだ「ほのぼの会」を卒業していない時期で、私は二つの団体に所属していたことになる。

　昭和63年春、「ほのぼの会」を終了して、私は自主グループ泉睦会の事務局長になって、ワープロを使った会報の制作を手探りで開始した。当初は3カ月に1回の発行だったが、会員の寄稿は多く、やがて毎月の定期発行にこぎつけた。会員の皆さんは心の思いを文章にして吐露してくれた。こんなに苦労していたのか、こんな工夫があったのかと、訥々たる文章にさまざまなメッセージが読みとれた。本にも書いていない、医師も言わない、皆さんが血の汗と共に学んだ珠玉のような貴重な体験談だった。

2. 長原慶子さんとの出会い

　この年、私は長くご指導を仰ぐことになった川崎市の保健係長（当時）長原慶子さんと出会うことになった。その後、神奈川県知事からナイチンゲール賞を授与され、課長にもなられた方である。

　その長原さんが川崎で指導していた障害者グループ「あゆみの会」が、記念誌を発行するに当たり、原稿をワープロで整理するボランティアを探していた。さっそく協力を申し出て「あゆみ50号」の完成に協力した。これがご縁で長く指導していただくことになった。長原さんは大田仁史先生のリハビリ理論に傾倒しておられた。私に積極的に大田先生の講演を勧めてくれたのも長原さんだった。また、障害者との長いつき合いから、「けがと弁当は自分持ち」という原則を守ることが大切であると教えてくれた。

　やがて屋外運動がしたいという要望が会員から挙がった。そこで当時の役員であった初代会長と事務局長、2代目事務局長の私の3人で庭先

で相談した。庭に転がっていたソフトボールの球を竹棒の先で叩いてみた。これが発想の原点となり、ゲートボールが持つ危険な片足打ちはなくし、ゴルフのパターと組み合わせて、パー3を基準に競技する「ゲートゴルフ」をつくり上げた。日頃、運動不足がちの障害者でも、楽しく自然の風に吹かれながら健康的な体力の回復ができた。他人と戦うのではなく、あくまでパー3に対する成績なので、ゲートボールのような人間関係の争いもなかった。

　平成元年、昭和天皇の棺をテレビで見送った。不思議な感覚が全身を貫いた。昭和の時代と共に生きてきた私の時代精神は、昭和天皇と一緒に棺に入れて見送るときが来たと感じた。

3．大田仁史先生との出会い

　10月に川崎市の溝の口で大田先生の「リハビリ講演会」があり、私は会報の記事にしようと一生懸命に片手でメモを取りワープロで清書した。しかし、どうにも文章がつながらない。思い切って大田先生にその原稿を送って校正をお願いした。驚いたことに3日目には原稿が真っ赤に訂正されて戻ってきた。私はこれを「元気なリハビリ」として会報に載せて会員に読んでもらった。趣旨は、孤立を戒め、福沢諭吉の生き方を参考に価値観を切り替えることに成功すれば、新しい世界が持てることを説いた内容だった。今日、読み直してもすばらしいリハビリの指導書である。この内容はすぐには意識の変容につながらなかったが、じわりじわりと私に影響を与え、そののち私の意識を変えていくことになる。

　平成2年の正月は、月例の行事として書き初めが組み込まれていた。土屋朱堂師匠の指導で右手に筆を持ち左手で支えて色紙に書いたが、形は整うが力強さが感じられない。しかし、そうやってできた作品は区内の障害者の文化祭に出展した。

大田先生の講演が再びあり「家族と考えるリハビリ」として会報の記事にした。心の中で福沢諭吉の説いた価値観の切り替えが、昭和の時代の終わりと共に徐々に進んだ。

Ⅳ. 自主グループ泉陸会での活動と片マヒ自立研究会

前述したように、私と数人の仲間は連れ立って、土屋朱堂師匠の日向山書道教室を訪れ、師匠に入門を願った。かくして、私は左手の書道に道が開けた。その秋、練習の成果を「弄花香満衣」の懐紙額に収めて区民文化祭に出展した。この作品と向き合ううちに、左手を訓練すれば、社会の有用性は獲得できる自信が生まれた。とりあえず、この朗報を多くの障害者に伝えたいと率直な闘病記を書いて、出版社の友人に持ち込んだ。

平成3年9月、その出版社から発行することになり題名も『歩けた！手が動いた』となった（**写真4**）。私にとっては本の発行とともにリハビリ終了の宣言にしたいと考えていた。

泉陸会への思いと取り組み

本の出版記念会に当たり、総合司会を柴田哲夫先生と長原慶子さんにお願いすることにした。柴田先生は快諾してくれたが、長原さんはオーストラリアでの視察出張から帰国したばかりで、多忙だからと断られた。視察出張の報告書をつくる手伝いをすることを引き換え条件に司会を引き受けていただいた。そして条件であった「イラワラ女性地域健康センター年次報告書」（**写真5**）の翻訳に取り組むことになった。作業は私を含めて3人の会員が当たった。現役時代に英語と縁のあった方ばかりであるが、病気のショックで忘れていた。最初は辞書と首っ引きで能率も

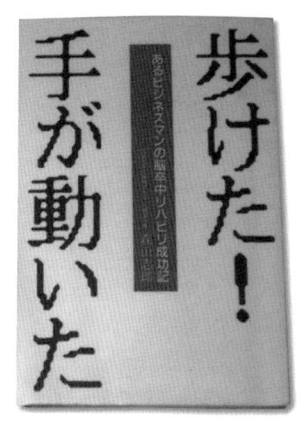

写真4 『歩けた！手が動いた』を出版

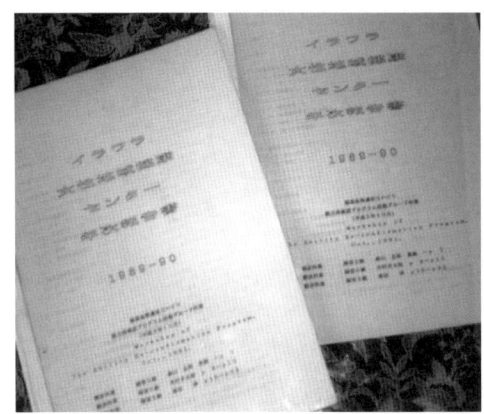

写真5 「イラワラ女性地域健康センター年次報告書」

上がらなかったが、3週間もすると記憶が蘇り、辞書はあまり使わなくてすむようになった。翻訳を完成して、この後遺症の不思議な状況は「雪に覆われた麦畑」を彷彿とさせた。白一面の畑は日の出とともに雪が融けて青々とした麦がみえてくる、そんな感じがした。脳卒中の後遺症について、障害者の立場で調べて情報を発信したいと思った。これがのちの片マヒ自立研究会の活動へとつながることになる。

　平成3年12月、長原さんに頼んで小さな会議室を借り、横浜と川崎の障害者グループのリーダーが集った。その日の討論のテーマは「心のリハビリ」だった。討論を文章にまとめて、ワープロで清書し印刷と製本をして「元気シリーズ」として関係者に配布した。時間が足りなくなったので泉睦会の活動から身を引いて、後述する片マヒ自立研究会の活動に専念したいと考えるようになった。

　平成4年3月、泉睦会の設立5周年を記念して、大田先生をお招きして会員にじかにお話を聞いてもらうことになった（**写真6**）。私はこの行事

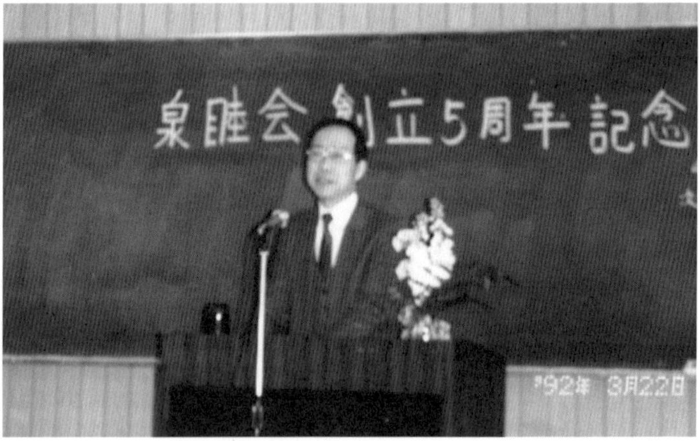

写真6　創立5周年記念大会で講演する大田仁史先生

を最後の仕事として泉睦会の仕事から身を引き、片マヒ自立研究会の仕事に専念するつもりだった。

　ところが大田先生のお話は私の自分勝手な思いに鋭い一撃を与えるものだった。この日の話題は、「地域における受け皿の必要性」だった。退院して家庭に戻っても孤立しないように受け皿が必要である、という趣旨だった。私は計画を変更して、泉睦会が地域の受け皿になれるよう実力を蓄えるまで、とどまって努力することにした。

1）泉睦会での活動

　会員の希望の活動を整理して予算の範囲内で活動するためにまず、予算制度を確立した。行事の計画責任者は事業部長、年間の財政・出納の責任者は会計担当から選任し、「計画-実行-実績チェック」の管理サイクルの実行を行った。次に収入確保の問題がある。助成金だけでは到底不足した。これにはバザーが有効だった。

　会員の増加に対応して行事の内容も多彩なものに育てていった。まず、

3-3 集団リハビリテーションの実際―集団リハビリテーションとの出会い

　日向山書道教室に書道の講師をお願いした。このグループは定期的な作品展という発表の場もあり、真剣に書道に打ち込む会員が多かった。
　次は編み物グループである。片手でも編み物ができる「魔法の一本針」を指導する講師に習ったリーダーが、メンバーにその技術を教えてくれた。片手でもセーターが編めるなど、すばらしい能力の開発があった。障害者の作品展では賞賛を浴びた。
　体操も希望が多かった。「いきいきヘルス体操」の実践を中心に、まひのある手足を動かして血流の回復を助けた。
　たまたま、指導してくださる方があり、俳句教室も開いた。その他、カラオケ教室やあるこう会など、それぞれの責任者が毎月イベントなどを開催し、会員は自分の心身に応じた分科会に自由に参加していた。
　平成7年になると、書道も編み物も上達したが、展示する機会である障害者作品展のスペースが区役所の都合で削減されることになった。私の経験では、作品はつくっても多くの人に評価してもらわねば自信の回復にはつながらないので、対策を考えた。さまざまな方法を検討して、テアトルフォンテの会場が、短期間であれば泉睦会の財政でも借りられることがわかった。かくして初めての文化祭「泉睦会作品展」を3日という短期間で行った。
　その作品展の前日、市役所の主催する「福祉機器・機能訓練センター整備基本構想策定委員会」の委員として出席していた私は、列席する福祉局幹部を前に、「明日からの文化祭を見て、障害者の機能訓練のあり方を検討してほしい」と話した。初日は嵐模様の悪天候だったが、日頃、雲の上にいる区長や課長、そして一般職員までが会場に足を運び、作品の前では感動に包まれていた。私は前年の凌雲書展に展示した七言絶句「心頭を滅却すれば火もまた涼し」35字の漢詩を、広い全紙に仕上げた作品を持ち込んだ。「単なる遊びと違った火を噴く」障害者の作品展だった。

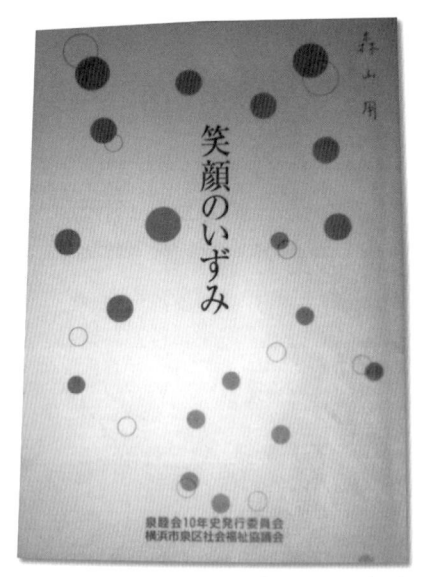

写真7　創立10周年記念として「笑顔のいずみ」を発行

　会場を訪れた係長が「今度、地域の障害者作業所をつくることになった」と、知らせてくれた。それは現在の「元気かい泉」である。会員は自分の作品に感動して、湧き出した生きる勇気に自信を深めていた。この文化祭は恒例の行事として定着させることにした。

2）泉睦会の10周年行事と退会

　平成9年には、泉睦会も創立10周年を迎え、記念誌の編集で「笑顔のいずみ」（**写真7**）が完成したが、編集の趣旨は、障害者の自主活動を志す方々の参考にしてもらう切り口になっている。大田先生の記念講演を聴き、これを最後に退会し、かねての念願どおり片マヒ自立研究会の活動に絞った生活に切り替えた。

V. 最近の活動について

1. 片マヒ自立研究会の活動

　活動のきっかけは、「イラワラ女性地域健康センター年次報告書」を翻訳した際に、同じ障害者が発揮した能力のめざましい回復ぶりだった。失われたと信じていたのに、どうも一時的に隠されていたのではないか、という疑問が生まれた。一般に流布されている「能力の喪失」と違うことに気がついた。多くの疑問が生じた。障害者自身の手でもっと掘り下げて研究し、成果は一般に報告すべきと思った。

　具体的活動の一つは、横浜と川崎の障害者の有志が集まり、テーマを決めて議論し、これを「元気シリーズ」として印刷し配付する活動であった。そのテーマも「心のリハビリ」「再発防止の管理技法―魚の骨」「言語障害とのつき合い方」「地域のリハビリ道づくり」「リハビリのキーワード」「障害者の自立とは」「障害の受容と役割の変更」などなどであった。「再発防止」には品質管理の経験を生かしてQC（Quality Control）の技法を取り入れた。やがて多面的な問題を考えるために分科会をつくり、責任者をもうけ復職の問題と地域バリアフリーまちづくりなどの考えを深めた。そして、阪神・淡路大震災の教訓から、自分の生活する地域社会との連携を深める活動をつけ加えた。この例会は100回を超えた。

　二つ目の活動は、看護・福祉系大学の学生、障害者に対する「脳卒中のリハビリ」に関わるテーマで、「障害の受容」を含めて体験を話す講演会である。さらに交通機関、労働組合、一般市民には、ノーマライゼーションを中心―アドボカシー活動―にして訴えて、この講演活動も100回に達した。

　三つ目として、市民への記念講演会を提供した。前述の例会の100回記念行事として、社会学の細田満和子先生の講演会を主催した（**写真8**）。細

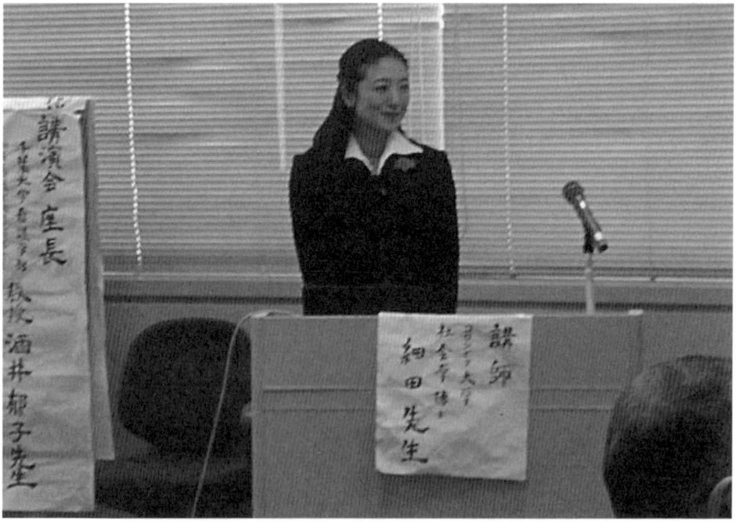

写真8　細田満和子先生の記念講演会

田先生は院生時代に片マヒ自立研究会に参加して、脳卒中の体験者の活動を詳細に調べ、「脳卒中を生きる意味」で博士論文とされた方である。リハビリという従来は医療の分野の問題と思われていたテーマに、社会学という新しい光を当てた功績は大きい。現在もコロンビア大学にてアソシエイト、またハーバード公衆衛生大学院リサーチ・フェローとして研究しており、今年はアメリカの脳卒中者の会が研究している「フォトヴォイス」によるリハビリの効果を、日本にも紹介して作業することになっている。

また100回記念誌として「心が動く出会いへ」を編集、配付した。

2．ゆうゆうクラブの活動

平成12年以来、担当保健婦の努力により、会場を確保して地域密着のリハビリ教室「ゆうゆうクラブ」をスタートさせた。これは泉区北部連合

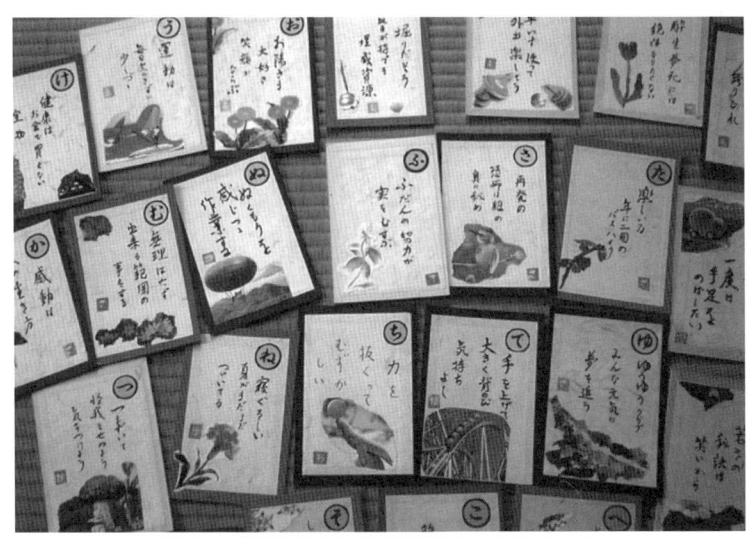

写真9 「ゆうゆうクラブ」特製のいろはカルタ

という地域を基盤に、脳卒中のリハビリ活動を行うものであった。地域支え合いの活動の一環として、その運営は多くのボランティアの協力のもとに活動されていたが、会場の確保が困難になり、平成22年の3月で廃止された。その活動で生まれた資産である「いろはカルタ」は紹介しておきたい。ゆうゆうクラブの「いろはカルタ」(**写真9**) はリハビリに当たり、全員が心に浮かぶ思いを短い文章にして出し合って、皆で評価し合った。それをハガキ大の用紙に書いて「カルタ」にしたものである。普通のカルタ遊びと同じように、別に読み札もつくり、手づくりのカルタを全員でとるのである。例えば「嬉しいな　出来ることが　一つ増え」「掘りだそう　皆が持ってる　埋蔵資源」「仲間と歌えば　心が晴れる」「寒いと痛い　夢だったら良いな」「作りたくない時も　リハビリと思い　料理する」など、障害者の悩みや悲しみも表出される (**写真9、付録**)。

一連の作業を通じて、外からうかがえない心の悲しみが開放されたり、リハビリに必要な心構えが個人のものからグループの共有財産に成長していく。競技のつど、皆の忘れてはならない言葉が再確認される。

VI. 総　括

　歴史とともに制度は揺れ動くが、この25年間に医学の分野の努力で、脳卒中の発症を抑える予防に成果はあるものの、高齢者人口の増加で脳卒中にかかる人は多い。医学的に対応のできない「高次脳機能障害者」も増加して、問題は深刻化している。

　退院しても外出の困難な障害高齢者が増え、送迎が求められるようになっている。さらに介護保険のデイサービスが普及して、高齢者を対象にした「遊びリテーション」が一般化し、生活再建のための、戦う角度からの苦しい訓練が姿を消して安易な方向が選択されている。リハビリは本人が自覚して実践するしか道は開けないにもかかわらずである。役所の体制も昔の保健婦が保健師になり、現場を飛び回る保健婦の姿が消え、いつもデスクワーク中心の保健師の姿に変貌しているから、ますます引きこもりの人口は増える傾向にある。

　これはまことに残念な現象と思う。これは、保健婦が必死に引きこもり退治の仕事をしていたが、きわめて効率の悪い仕事と評価されたのであろう。経済効率優先の行政の姿勢の反映かもしれないと思う。

　私はそんな保健婦が汗をかいて活動した時期にリハビリに取り組んだことを幸運だったと感謝するしかない。おかげで脳卒中のサバイバーとして25年間活動し、80歳になってもガンサバイバーにも挑戦できた素地がつくれたからである。

付録　ゆうゆうクラブ「いろはカルタ」

あ

ありがとう　いつも思うは　感謝だけ
雨の中　静かに咲く　花しょうぶ
いきいきリハビリ　元気が一番
いつも妻に　感謝して
うれしいな　出来ることが　ひとつ増え
運動は　毎日欠かさず　少しずつ
絵手紙で　まっすぐ線が　引けません
笑顔こそ　ゆうゆうクラブの　誇りなれ
臆病に　打ち勝つ勇気　持ちたいな
お陽さま大好き　笑顔がならぶ

か

家族のきずな　大切に
感動は　人の生き方　左右する
希望の星　リハビリすれば　見えてくる
気持ちいい　遠くに富士山　見える日は
車椅子　使って外出　楽しもう
健康法　怒らず転ばず　風邪引かず
健康は　お金で買えない　宝物
声あげて　皆で歌おう　喜びの歌
恋心　いくつになっても　持ち続け

さ

寒いと痛い　夢だったらいいな
再発の　恐怖は胸の　奥に秘め
重力に　さからい立つは　人の性
親切に　親身で見守る　ボランティア
姿では　判らぬ障害　多いこと
酔生夢死には　絶対なりたくない
先生に　いくつになっても　追いつけず
戦争のない　平和な時代に　我倒
卒業しました　車椅子
ソレイユの　丘に登りて　海を望む

た

大好きな納豆が　薬のために食べられない
楽しいな　年に二回の　バスハイク
力強い　声を出したく　深呼吸
力を抜くって　むずかしい
作りたくないときもあるけれど　リハビリと思い料理する
つまずいて　怪我をせぬよう　気をつけよう
手を上げて　大きく背のび　気持ちよし
テレビ見て　日本の将来　また憂い
隣近所の付き合いは　いざというとき　発揮する
友と会い　笑顔で交わす　ごあいさつ

な
七転び八起き　これ我が人生
仲間と歌えば　心が晴れる
日曜日　やっと子供の　声がする
にっこりと　孫の笑顔に　元気でる
脱ぎ捨てよう　古い上着は　似合わない
ぬくもりを　感じつつ　作業する
寝たきりに　なりたくないよ　もう少し
寝ぐるしい　夏がまだまだ　つづいてる
飲めるほど　元気になれば　幸せだ
のんびりと　一度は手足を　のばしたい

は
走ったり自転車乗ったり　できたらいいな
バスハイク　仲間と遊ぶ　あしがらの里
光を当てよう　人生に
暇だけど　外に行くのも　一苦労
不便でも　どっこいおいらは　生きている
ふだんの努力が　実をむすぶ
平和ボケ　明日はどうなる　この日本
ヘルパーに　感謝感謝と　きょうもすぎ
歩道でも　自転車とばす　人多し
掘りだそう　皆が持ってる　埋蔵資源

ま
負けてたまるか！　吹きとばせ
毎日の　快食快便　良き日かな
水あげて　元気になるよ　ベランダの花
道のない　リハビリの道　一筋に
むつかしい　事より先に　やれること
無理はせず　出来る範囲の　事をする
目を合わせ　明るくあいさつ　定例会
面倒を　見てもらいつつ　グランドゴルフ
もう一度　足元たしかめ　踏みだそう
もの作り　作品展を　楽しみに

や
やさしさは　おたがい様の　気持ちです
山だって　努力をすれば　動かせる
ゆっくりと　前に進もう　これからも
ゆうゆうボランティア　美人ぞろいで　うれしいな
ゆうゆうクラブ　みんな元気に　夢を追う
喜びを　分ちあう友　ゆうゆうクラブ
よろこびの　長女結婚　孫たのしみに

ら

雷同する　自分が今は　ここにある
雷鳴の　音のような　MRI
リハビリも　人まかせにする　情けなさ
リハビリの　体験談は　名講義
リハビリは　急がず休まず　コツコツと
涙腺が　だんだん緩む　年のころ
ルンルン気分で　いつまでも
冷凍も　おつなものだよ　食料品
連鶴を　折ってリハビリ　楽しもう
老齢化　ますます高まる　地方自治
老眼鏡　掛けるたびに　探している

わ

私の　たった一度の人生　大切に
若さの秘訣は　笑いから

集団リハビリテーションの実際
―こころとからだへのアプローチ

発　行	2010年10月20日　第1版第1刷©
編　者	大田仁史（おおた ひとし）
発行者	青山　智
発行所	株式会社 三輪書店
	〒113-0033　東京都文京区本郷6-17-9
	☎ 03-3816-7796　FAX 03-3816-7756
	http://www.miwapubl.com
制　作	株式会社 メディカル・リーフ
装　丁	糧谷一穂
印刷所	三報社印刷株式会社

本書の内容の無断複写・複製・転載は，著作権・出版権の侵害となることがありますのでご注意ください．

ISBN 978-4-89590-373-8 C3047

JCOPY 〈(社)出版者著作権管理機構 委託出版物〉
本書の無断複写は著作権法上での例外を除き禁じられています．複写される場合は，そのつど事前に，(社)出版者著作権管理機構（電話 03-3513-6969，FAX 03-3513-6979，e-mail：info@jcopy.or.jp）の許諾を得てください．

■2009年4月の介護保険改定に対応した最新バージョン！

地域リハビリテーション論 Ver.4

【編著】大田 仁史
【著者】浜村 明徳・下斗米 貴子・澤 俊二

　地域リハビリテーションにまつわる課題は日々変化していく。ご好評の『地域リハビリテーション論』が、内容をさらに充実させ3年ぶりの改訂。「Ver.4」では、2009年4月の介護保険改定に伴い、最新の情報を加えた。さらには地域リハビリテーションネットワークづくりの実際や、これからの地域リハビリテーションの方向性も提示し、よりいっそう、現時点での地域リハビリテーションの考え方や基本的な活動がわかりやすく整理された。

　地域とは、生活とは、そこで果たすべき各職種の役割は何か。本書を読めば、地域リハビリテーションの概略を確実に把握できる。PT、OT、ST学生にとどまらず、地域リハビリテーションにかかわる各職種必携の教科書。

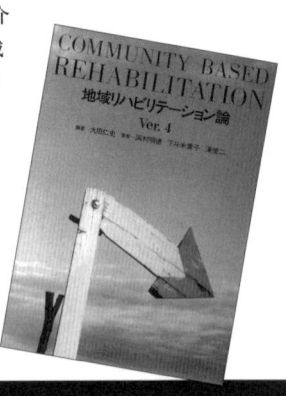

■ 主な内容

第Ⅰ章　地域リハビリテーション活動の歴史
　Ⅰ.第1期（個別活動期：～1983年頃まで）
　Ⅱ.第2期（全国展開期：1983年～1999年頃）
　Ⅲ.第3期（再編期：2000年頃～現在）
　Ⅳ.第4期（統合・完成期：～将来）

第Ⅱ章　地域リハビリテーションの考え方と定義

第Ⅲ章　地域リハビリテーションの諸サービス
　Ⅰ.地域リハビリテーションとリハビリテーション医療
　Ⅱ.在宅リハビリテーション諸サービス
　Ⅲ.地域リハビリテーション関連サービス
　Ⅳ.各専門職の果たす役割

第Ⅳ章　介護保険とリハビリテーション
　Ⅰ.介護保険制度導入の背景
　Ⅱ.諸外国の状況
　Ⅲ.介護保険制度の概要
　Ⅳ.介護保険法改正（2005年）による制度見直しの具体的内容
　Ⅴ.介護保険制度の問題点と課題

Ⅵ.介護保険とリハビリテーション
Ⅶ.地域リハビリテーションにおける介護保険の役割
Ⅷ.介護保険とリハビリテーションにおける課題と展望
Ⅸ.障害福祉分野の「支援費」制度から「障害者自立支援法」へ

第Ⅴ章　地域リハビリテーションのシステム
　　　　——連携とネットワークづくり
　Ⅰ.地域リハビリテーションにおける連携
　Ⅱ.地域リハビリテーション支援体制づくり
　Ⅲ.地域リハビリテーションシステムづくりの事例

第Ⅵ章　事例を通してみる援助の実際
　〔症例Ⅰ〕70歳　男性　脳梗塞による右片麻痺
　〔症例Ⅱ〕72歳　女性　脳梗塞による左片麻痺
　〔症例Ⅲ〕54歳　女性　脳出血による
　　　　　　　　　　　　左片麻痺，糖尿病・高血圧症を合併
　〔症例Ⅳ〕69歳　女性　脳出血による右片麻痺，失語症
　〔症例Ⅴ〕69歳　男性　脳梗塞による左片麻痺，糖尿病による
　　　　　　　　　　　　白内障（左眼失明）・高血圧を合併

● 定価2,520円（本体2,400円＋税5％）　B5　頁130　2009年　ISBN 978-4-89590-335-6

お求めの三輪書店の出版物が小売書店にない場合は、その書店にご注文ください。お急ぎの場合は直接小社に。

〒113-0033
東京都文京区本郷6-17-9 本郷網ビル

三輪書店

編集☎03-3816-7796　FAX 03-3816-7756
販売☎03-3831-3063　FAX 03-3816-8762
ホームページ：http://www.miwapubl.com